Flavien NDE AZER

ANESTESIA EM PACIENTES COM CHOQUE:

Flavien NDE AZER

ANESTESIA EM PACIENTES COM CHOQUE:

Um estudo no contexto das urgências obstétricas e digestivas

ScienciaScripts

DEDICADOS

A

❖ minha querida esposa, **Jacqueline NDE**: obrigado pela tua preocupação constante comigo.

AGRADECIMENTOS

❖ Professora **Jacqueline ZE MINKANDE** e Professora **Fidèle BINAM** pelos ensinamentos recebidos e pelo encorajamento constante para completar esta formação difícil mas fascinante com vista à obtenção do grau de Mestre em Ciências da Saúde, opção Anestesia-Ressuscitação.

❖ Doutor **Etienne PENLAP** e **Madame**, pela organização, codireção e acompanhamento deste trabalho.

❖ Para o Dr. **Benjamin Alexandre NKOUM**, Diretor do Centre Supérieur des Sciences de la Santé, vocês são a fonte do conhecimento.

❖ Ao Doutor **DJIMEFO** pelo seu apoio bio-estatístico a este trabalho tão laborioso.

❖ Ao Dr. **NGAYAP** pela sua profunda compreensão do problema dos alunos.

❖ Gostaríamos de expressar as nossas mais profundas condolências ao Sr. **Mathurin IPACK IPACK**, Coordenador do Curso de Mestrado em Anestesia e Cuidados Intensivos.

❖ Aos meus colegas do primeiro ano do Mestrado em Anestesia e Cuidados Intensivos pela colaboração e apoio mútuo que nos caracterizaram nos últimos dois anos.

Gostaríamos de expressar a nossa gratidão a :

❖ Doutor **Pierre MALONGTE**, Doutor **DJIMEFO**, Doutor **BASSEGUE**, Sra. **Julienne EKODI**, Sr. **NOUMSSI**, Sr. **Etienne KIMESSOUKIE**, Sr. **Henri BITHA**, Sr. **MBA Maurice**, em suma, todos os professores da UCAC (Universidade Católica da África Central).

Os nossos agradecimentos vão para

❖ O chefe do serviço de saúde do distrito de Mifi, o médico **Daniel MABAPGOUAP** e os seus colegas, membros da MUPERSADIM (Mutuelle des Personnels de Santé du District de la Mifi) e da ARFOSAPDISMI (Association des Responsables des Formations Sanitaires Privées du District de la Mifi).

❖ Todos os supervisores dos locais de formação: chefes de serviço, chefes de unidade e residentes.

❖ À Sra. **Marceline NZIE** pelos seus conselhos, paciência e disponibilidade.

❖ A todos os meus irmãos e irmãs, familiares, amigos e conhecidos, agradecemos a vossa generosidade e preocupação em apoiar esta obra. Que Deus vos abençoe a todos!

ABREVIATURAS

ASA	=	American of Society Anesthesiologists
ASP	=	Abdomen Sans Préparation
BPCO	=	Bronchopneunopathie Chronique et Obstructive
CG	=	Culot Globulaire
ECG	=	Electrocardiogramme
GEUR	=	Grossesse Extra-utérine Rompue
HA	=	Hypovolémie Absolue
HBPM	=	Héparine de Bas Poids Moléculaire
HGOPY	=	Hôpital Gynéco Obstétrique et Pédiatrique de Yaoundé
HR	=	Hypovolémie Relative
IADE	=	Infirmier Anesthésiste Diplômé d'Etat
IDE	=	Infirmier Diplômé d'Etat
MAR	=	Médecin Anesthésiste Réanimateur
NFS	=	Numération Formule Sanguine
OAP	=	Œdème Aigu du Poumon
P.O	=	Pouvoir Oncotique
PA	=	Pression Artérielle
PAS	=	Pression Artérielle Systolique
PEEP	=	Pression Positive en Fin d'Expiration
PFC	=	Plasma Frais Congelé
PSE	=	Pousse Seringue Electrique
PVC	=	Pression Veineuse Centrale
RAI	=	Recherche d'Agglutinines Irrégulières
RAS	=	Résistances Artérielles Systémiques
SDRA	=	Syndrome de Détresse Respiratoire Aigue de l'Adulte
SG	=	Soluté Glucosé
SP	=	Sérum Physiologique
SPO$_2$	=	Saturation Artérielle en Oxygène
ST	=	Sus-décalage du Segment
TCK	=	Temps de Céphaline Kaolin
TP	=	Temps de Prothrombine
VD	=	Ventricule Droit
VG	=	Ventricule Gauche

RESUMO

O choque hipovolémico é uma causa frequente de mortalidade e morbilidade nos serviços de urgência, unidades de cuidados intensivos e blocos operatórios. Isto é particularmente verdade nos países pobres, onde não se deve esquecer que uma grande proporção da população chega ao hospital tardiamente [2], para além das instalações técnicas inadequadas e dos recursos de monitorização limitados.

O objetivo deste estudo é descrever o perfil epidemiológico, os meios e os métodos de gestão anestésica dos pacientes em choque no âmbito das urgências obstétricas e digestivas. erRealizámos um estudo retrospetivo e descritivo dos registos dos pacientes operados por urgências obstétricas e digestivas, durante o período de 1 de janeiro de 2011 a 31 de janeiro de 2012, no Hospital Ginecológico Obstétrico e Pediátrico de Yaoundé. O nosso trabalho durou quatro meses. O número de pacientes selecionados para o estudo foi de 144.

perdas sanguíneas intra-operatórias, monitorização intra-operatória, medicamentos anestésicos utilizados para a indução anestésica, medicamentos anestésicos utilizados para a manutenção da anestesia, variações hemodinâmicas intra-operatórias através das variações intra-operatórias da pressão arterial sistólica (PAS) e da frequência cardíaca (FC), qualidade das soluções de enchimento e dos produtos sanguíneos utilizados duração da anestesia (tempo entre a indução da anestesia e a alta do bloco operatório), duração da operação (tempo entre a incisão e o encerramento parietal), incidentes e acidentes intra-operatórios, prescrição de instruções pós-operatórias (redação eficaz da prescrição pós-operatória, controlos pós-operatórios prescritos, prescrição de HBPM para profilaxia), resultados dos doentes (morbilidade, mortalidade); mortalidade)).

As patologias essenciais que nos chamaram a atenção foram enumeradas e classificadas. As urgências obstétricas incluíram a rutura de gravidezes ectópicas, a placenta prévia hemorrágica e os hematomas retroplacentários, a histerectomia hemostática, a rutura uterina e o hemoperitoneu. As emergências digestivas incluíram oclusões intestinais e peritonite.

O RGEU foi a principal patologia suscetível de induzir instabilidade hemodinâmica.

Metade dos doentes tinha idades compreendidas entre os 25 e os 35 anos.

A maioria dos pacientes era ASA I ou II, e 88,89% dos procedimentos eram emergências extremas.

Os parâmetros monitorizados foram: ECG, pressão arterial não invasiva, frequência cardíaca, saturação de oxigénio e diurese.

A anestesia geral foi a principal técnica anestésica e 65,28% dos pacientes eram hemodinamicamente instáveis.

Não houve mortes na sala de operações.

Tratamento influenciado pela ausência de determinados anestésicos e produtos sanguíneos.

Tendo em conta os resultados do nosso inquérito e a fim de dar o nosso contributo para a gestão dos doentes em choque no contexto das urgências obstétricas e digestivas, elaborámos as seguintes propostas:

Ministério da Saúde Pública:

- organizar regularmente acções de formação contínua para o pessoal
- fornecer a cada hospital de referência um kit de emergência para o tratamento imediato de doentes em estado de choque em situações de emergência obstétrica e digestiva
- Fornecimento de etomidato aos hospitais e de concentrados de plaquetas e plasma fresco congelado aos bancos de sangue.

À Direção Geral do HGOPY:

- organizar a manutenção dos registos anestésicos
- criar um sistema de arquivo informatizado que constitua uma boa base de dados para estudos futuros
- Manter o sistema de equipamento de monitorização
  Estamos também a encorajar um estudo prospetivo semelhante.

PALAVRAS-CHAVE
Hemodinâmica - Epidemiologia - Perfil - Emergências - Choque

ÍNDICE

INTRODUÇÃO

O choque hipovolémico é um dos problemas mais comuns enfrentados pelos anestesistas, quer ocorra antes da anestesia, durante a cirurgia ou depois.

A hipovolémia absoluta pode ser definida como uma redução da massa sanguínea [3]. Pode resultar de hemorragia, redução da massa plasmática devido a deficiência de hidrossódio ou extravasamento de água e sódio para os tecidos intersticiais.

O termo hipovolémia relativa refere-se a situações em que um aumento do leito vascular leva a uma diminuição do retorno venoso do sangue ao coração. A hipovolémia relativa está envolvida na fisiopatologia do choque sético e do choque anafilático durante a anestesia geral ou local [3].

O objetivo do enchimento vascular é corrigir o défice de volume, seja ele absoluto ou relativo.

A hipovolémia é uma causa frequente de mortalidade e morbilidade nos serviços de urgência, unidades de cuidados intensivos e blocos operatórios. Isto é particularmente verdade em países pobres, onde não se deve esquecer que uma grande proporção da população chega ao hospital tardiamente [26], para não mencionar as instalações técnicas inadequadas e os recursos limitados de monitorização.

emeCom o objetivo de dar o nosso contributo para a gestão anestésica de doentes hipovolémicos, propusemo-nos trabalhar em doentes chocadas operadas no contexto de emergências obstétricas devidas a hemorragia (GEUR, placenta prévia hemorrágica, hematoma retroplacentário, histerectomia hemostática, rutura uterina, hemoperitoneu pós-operatório) ou devidas à formação do sector 3 (oclusões intestinais e peritonite).

CAPÍTULO 1: QUESTÕES

1-1- DECLARAÇÃO DO PROBLEMA

A hipovolémia, seja ela absoluta ou relativa, é uma situação de emergência. Ocorre numa variedade de condições cirúrgicas, cujos mecanismos fisiopatológicos são a hemorragia, a desidratação ou a formação de um terceiro sector.

A hipovolémia leva a uma redução da perfusão dos tecidos. Se não for tratada rapidamente, pode levar à morte celular e a uma falência multi-visceral irreversível se não for instituído um tratamento eficaz. Na África subsariana, os doentes consultam o médico tardiamente. O atraso no diagnóstico e a falta de recursos adequados para o tratamento são agravados por uma morbilidade e mortalidade significativas [39].

Numa situação de emergência, é importante identificar rapidamente as situações que podem levar à hipovolémia e fazer um diagnóstico rápido, de modo a que possa ser instituída uma monitorização e administrado um tratamento rápido e adequado.

Nos nossos países subdesenvolvidos, a gestão das urgências sub-hospitalares é ainda muito incipiente e os meios técnicos hospitalares são muito insuficientes. É neste contexto difícil que nos propomos realizar este estudo sobre a anestesia em doentes em choque no contexto de emergências obstétricas e digestivas, a fim de contribuir para a gestão de emergências em áreas desfavorecidas.

1-2- HIPÓTESE DE INVESTIGAÇÃO

A gestão anestésica de doentes em estado de choque no contexto de emergências obstétricas e digestivas em hospitais de países pobres é difícil por muitas razões que têm de ser identificadas.

1-3- PERGUNTA DE INVESTIGAÇÃO

Quais são os perfis epidemiológicos das pacientes chocadas no âmbito das urgências obstétricas e digestivas tratadas no Hospital Ginecológico-Obstétrico e Pediátrico de Yaoundé?

CAPÍTULO 2: OBJECTIVOS

2-1- OBJECTIVO GERAL

Descrever o perfil epidemiológico dos pacientes e os meios e métodos de gestão anestésica dos pacientes em choque no contexto de emergências obstétricas e digestivas.

2-2- OBJECTIVOS ESPECÍFICOS

- Identificar as patologias cirúrgicas que conduzem ao choque no contexto das urgências obstétricas e digestivas
- Determinação do perfil epidemiológico dos pacientes
- Determinação do risco anestésico e do grau de urgência dos doentes
- Registar os incidentes e acidentes (colapso, hipotensão, etc.)
- Descrever a técnica anestésica e as variações hemodinâmicas intra-operatórias
- Determinação dos resultados dos doentes

CAPÍTULO 3: REVISÃO DA LITERATURA

3-1- HIPOVOLÉMIA

3-1-1- Generalidades e definição

O choque hipovolémico resulta de uma redução da massa sanguínea circulante, cuja principal consequência é a diminuição do retorno venoso e do débito cardíaco. Existem vários tipos de hipovolémia que podem estar associados [26].

Hipovolémia verdadeira: Pode resultar de uma hemorragia, de uma fuga de plasma (queimaduras extensas, edema) ou de perdas abundantes de fluidos digestivos ou urinários, ou da criação de um terceiro sector [3,67].

Hipovolémia relativa. É o resultado de um aumento da capacidade do sistema vascular, cujo tipo é o choque anafilático.

3-1-2- Fisiopatologia do choque hipovolémico

A redução da massa sanguínea circulante leva a uma diminuição do retorno venoso. Esta diminuição do retorno venoso é responsável por uma diminuição do débito cardíaco e por uma hipotensão arterial. A extensão da hipotensão arterial depende da extensão da redução do volume sanguíneo e da eficácia dos mecanismos compensatórios, que são reduzidos pela anemia, hipovolémia prévia, insuficiência cardíaca ou anestesia. O tratamento com betabloqueador ou vasodilatador também altera os mecanismos compensatórios [51].

3-1-3- Mecanismos de compensação

Inicialmente, baseiam-se na resposta do sistema nervoso simpático. Uma descida da pressão arterial estimula o barorreflexo. A intensa reação simpática, com a libertação de adrenalina e noradrenalina, provoca um aumento significativo da resistência arterial sistémica (RAS). A vasoconstrição é a principal resposta à hipovolémia. Verifica-se, portanto, um aumento da RAS, embora este aumento não seja uniforme em todo o organismo, sendo preservados alguns territórios ditos privilegiados (coração, artérias coronárias, sistema nervoso central, rins, etc.) em detrimento dos músculos, da pele e do mesentério. A circulação renal só sofre vasoconstrição quando a espoliação sanguínea ultrapassa 30% do volume de sangue circulante, resultando em oligúria.

Os mecanismos de reconstituição do volume plasmático são implementados secundariamente: transferências de fluidos do sector intersticial para o sector vascular capilar, aumento do fornecimento de albumina de origem linfática ao sector vascular através do ducto torácico, reabsorção de água e sal pela secreção de aldosterona.

Na fase tardia, a perfusão dos tecidos é prejudicada, levando a hipóxia com metabolismo anaeróbico e acidose láctica metabólica. O dano tecidular afecta igualmente as vísceras: insuficiência renal com oligúria, PAO de tipo lesional, isquémia digestiva, insuficiência hepática e depressão do miocárdio. As células isquémicas libertam um grande número de substâncias vasoactivas que reduzem o retorno venoso e aumentam a permeabilidade capilar [51].

3-1-4 Diagnóstico

3-1-4-1 Diagnóstico positivo

. Exame clínico

- Anamnese

- História passada

São elas: médica - cirúrgica - ginecológica - familiar - alergológica - toxicológica - transicional - anestesiológica - terapêutica.

- Exame físico

Envolve a inspeção, a palpação, a percussão e a auscultação.

O quadro combina hipotensão **com** sinais de comprometimento da perfusão dos órgãos.

O diagnóstico é feito quando :

- uma tensão arterial sistólica inferior a 90 com uma pitada do diferencial ou colapsada ou mesmo impenetrável.

- taquicardia sinusal (mais de 90 batimentos por minuto) com um pulso rápido e frouxo que é difícil de apanhar,

- perturbações neuropsicológicas que vão desde a simples sonolência até à confusão com agitação, ansiedade e mesmo coma.

- vasoconstrição da pele, caracterizada por palidez dos tegumentos e das mucosas, manchas inicialmente limitadas aos joelhos e depois alargadas às coxas e ao abdómen, frieza e cianose das extremidades e um tempo de recoloração capilar superior a 2 segundos.

- taquipneia superior a 20 ciclos por minuto.

- sede intensa e oligoanúria constante de menos de 20 ml/h ou 0,5 ml/kg/h.

O maior perigo é subestimar a hipovolémia e negligenciar a sua gestão.

- Ensaios biológicos

- Hemograma completo para detetar hiperleucocitose, anemia e trombocitopenia.

- Grupo sanguíneo e rhesus para se preparar para uma possível transfusão de sangue,

- Investigação dos distúrbios da coagulação através da contagem de plaquetas, da taxa de protrombina (PT) e da concentração parcial de tromboplastina (PTC).

- Avaliação renal: ureia, creatinina, ionograma

- Gases sanguíneos e lactatos arteriais para detetar hipoxia tecidular que resulte no desenvolvimento de metabolismo anaeróbio.

- Exames morfológicos e electrofisiológicos

- Eletrocardiograma: a observação do traçado permite monitorizar as variações da frequência cardíaca, os distúrbios do ritmo e da condução e o sofrimento cardíaco com as alterações do segmento ST (sub-deslocamento).

- Abdómen sem preparação (NPA) ou ecografia abdominal e pélvica para procurar anomalias abdominais ou pélvicas

3-1-4-2 Diagnóstico etiológico

- Hipovolémia não hemorrágica

- Desidratação

Estão ligados a perdas de fluidos do trato digestivo, dos rins ou da pele [46]. Os distúrbios digestivos são os mais frequentes, com vómitos e diarreia. As perdas renais vêm a seguir com certas nefropatias e poliúria osmótica. A perda de pele devido a queimaduras extensas, acompanhada por uma grande perda de proteínas, é a terceira causa mais comum. Excluímos a hipovolémia relativa secundária a uma vasodilatação intensa, por vezes associada a extravasamento de plasma como no choque anafilático e sético [46].

- O terceiro sector

ᵉNo entanto, para o anestesista, o problema mais frequente é o do "sector 3", para utilizar o termo de Randall (edema sequestrado de F.D. Moore). Trata-se da acumulação de fluidos numa zona temporariamente excluída das trocas. Esta perda intensa de fluidos faz-se à custa dos fluidos extracelulares, e a quantidade assim subtraída pode ser importante, reduzindo criticamente o volume sanguíneo e o fluido intersticial (51). As circunstâncias mais conhecidas são a obstrução intestinal e as queimaduras.

- Hipovolémia hemorrágica

A hemorragia, mais frequentemente de origem traumática, pode ser externa (ferida vascular, ferida do couro cabeludo, epistaxe) ou interna (hemotórax, hemoperitoneu, hematoma retroperitoneal). Fora de um contexto traumático, a maioria das vezes é interna (hemorragia digestiva ou ginecológica) ou vascular [47].

3-1-5 Tratamento da hipovolémia

3-1-5-1 Objetivo

- Parar a hemorragia
- Correção e prevenção de possíveis complicações

3-1-5-2 Recursos

Meios não-medicinais: sutura de um vaso, esplenectomia para hemostase, tratamento de uma ferida no fígado, cura de uma gravidez extra-uterina, manutenção do volume sanguíneo [35, 46].

- Calças anti-choque

Comprime os vasos arteriais subdiafragmáticos, levando a um aumento do SRA, tem um efeito hemostático sobre os vasos lesados e mobiliza o sangue venoso do sistema capacitivo [26].

- Preservação do retorno venoso

- Maca ou cama de reanimação maleável que permita efetuar uma posição de Trendelenburg, em que a elevação dos membros inferiores mobiliza temporariamente 500 a 1000 ml de sangue para a veia cava superior. É nesta última posição que o débito cardíaco aumenta mais.

- Oxigenoterapia: ajuda a manter o equilíbrio hemodinâmico.

- Medicamentos

- Catecolaminas

Têm pouca utilidade na fase inicial do choque hipovolémico puro. Durante o choque hipovolémico, o sistema vascular adapta-se à hipovolémia através de uma intensa vasoconstrição mediada pelo sistema nervoso simpático e pela secreção de adrenalina pela medula suprarrenal. Há uma redistribuição vascular complexa que preserva certas zonas como o cérebro, as artérias coronárias, os rins e o fígado. A prescrição de aminas pode aumentar a vasoconstrição em zonas até agora preservadas. A hipovolémia aguda caracteriza-se por um desfasamento entre o conteúdo e o recipiente. A contratilidade do miocárdio está normal ou moderadamente aumentada.

No entanto, as catecolaminas têm indicações importantes: em caso de paragem cardíaca por desfibrilhação, em associação com uma expansão volémica importante.

Na indução anestésica, quando há uma queda acentuada da pressão arterial. Sempre que a perfusão de órgãos nobres estiver ameaçada.

A droga escolhida em primeiro lugar é a dopamina.

Na fase tardia, ocorrem dois fenómenos que podem justificar o uso de catecolaminas: a diminuição do efeito da estimulação simpática e a depressão miocárdica [2].

- As catecolaminas em combinação com o enchimento vascular, como a efedrina, aumentam a contratilidade do miocárdio e induzem a vasoconstrição, levando a um aumento da pressão arterial.

- Soluções de enchimento

* As diferentes soluções de enchimento.

Existem dois tipos principais: cristalóides e colóides. Os produtos sanguíneos PFC e CG, bem como a albumina, não devem ser considerados como produtos para expansão de volume [48, 49].

Soluções cristalóides isotónicas: NaCI a 0,9%, Ringer lactato. Caracterizam-se por uma baixa expansão de volume: 200 a 300 ml por litro de solução infundida. A mobilização precoce da albumina intersticial, a ausência de efeitos anafilácticos e o seu baixo custo tornam-nas atractivas. No entanto, em caso de colapso grave da pressão arterial ou mesmo de choque, as macromoléculas são preferidas.

* Colóides

Dextranos :

Deixaram de ser utilizados em caso de urgência devido ao seu risco anafilactóide [59]. O Promit* deve ser administrado alguns minutos antes da infusão de um dextrano do tipo plasmacair. Os dextranos de elevado peso molecular, como os dextranos 40, desapareceram; em todo o caso, estavam contra-indicados na insuficiência renal hipovolémica.

Gelatinas fluidas:

A sua capacidade imediata de expansão de volume é ligeiramente inferior ao volume infundido e a sua semi-vida plasmática é de cerca de 4 horas. Todos eles apresentam um risco de reação anafilactoide. São fabricados a partir de gelatina de origem bovina. Devido aos problemas colocados pelos priões, é atualmente mais prudente não os utilizar.

Amidos hidroximetilados:

Proporcionam uma expansão volémica ligeiramente superior ao volume infundido (1,5 vezes), com uma duração de ação de 12 a 24 horas. Não têm efeito nocivo sobre os rins e praticamente não provocam reacções anafilactóides, mas o volume diário é limitado porque podem provocar perturbações da crase sanguínea.

Derivados do sangue

- PFCs :

Colocam o problema das patologias virais e imunológicas. A sua utilização está reservada à correção das perturbações da crase sanguínea induzidas por uma hemorragia aguda grave. Desempenham um papel importante no tratamento da DIC.

Albumina: deve ser reservada para casos de perda maciça de albumina, queimaduras graves, carcinose peritoneal pós-operatória e para o tratamento da ascite em associação com diuréticos [35].

Durante transfusões maciças, podem ser observados distúrbios de coagulação ligados a uma redução do fibrinogénio e das plaquetas. Para evitar estes problemas, a estratégia de transfusão está atualmente perfeitamente codificada pelo chamado esquema de Lundsgaard-Hansen (ver diagrama abaixo). Para uma perda de sangue até 20% da massa total, os colóides e os cristalóides são suficientes. Para uma perda entre 20 e 50% da massa sanguínea, devem ser administrados concentrados de glóbulos vermelhos e colóides. Para uma perda entre 50 e 100%, é adicionada albumina. Acima de 100%, são adicionados concentrados de plaquetas, factores de coagulação e albumina. Este regime é, naturalmente, adaptado pelo prescritor a cada caso individual.

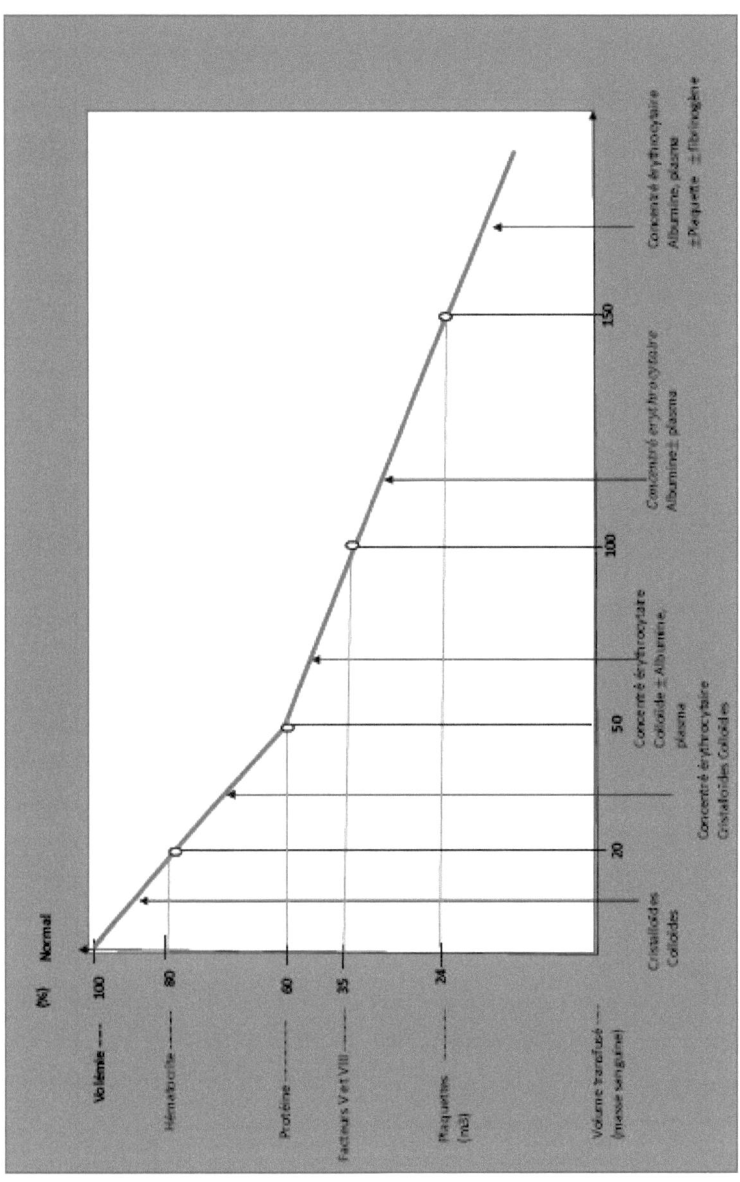

Figura 1 Compensação da hemorragia de acordo com LUNSDGAARD HANSEN (DALENS; 2001).

- Cristalóides hipertónicos :

Não são muito utilizados em França. Os mais comuns são o NaCI a 5% e 7,5% a baixo custo. Têm um efeito expansor: têm a vantagem de reduzir a pressão intracraniana e a água intrapulmonar [35].

- Recursos de vigilância

- O monitor multiparamétrico

- O estetoscópio precordial

- um relógio de ponteiro dos segundos

- tensiómetro

- cateter arterial e equipamento de controlo invasivo da tensão arterial

- cateter urinário e coletor de urina graduado

- sonda nasogástrica com coletor graduado

- Aspirador com jarro graduado em estado de funcionamento

- Saturómetro

- Termómetro

- Fita métrica para medir o perímetro abdominal, se necessário

3-1-5-3 Método de tratamento

- Medidas de carácter geral

Consiste em instalar o doente e pô-lo em condições:

- Linhas venosas seguras de calibre 16 e 18 para uma boa expansão do volume.

- Sonda nasogástrica de bom calibre

- Oxigénio nasal (3 a 6 litros por minuto) para uma boa ventilação

- Um cateter urinário para monitorizar o débito urinário e a diurese.

- Medidas específicas Enchimento vascular.

São necessárias abordagens fiáveis de calibre 14 e 16 no cotovelo, na veia jugular externa ou com uma sela femoral. Por vezes, é útil ter uma linha na veia cava superior e outra na veia cava inferior, especialmente em doentes politraumatizados. Na medida do possível, o reaquecimento não deve ser esquecido.

$_2$Para proteção gástrica, são administrados antiácidos, anti-H e inibidores da bomba de protões.

- A prevenção de doenças trombo-embólicas através da utilização de heparinas de baixo peso molecular, como o lovenox* 2000 a 4000 UI por via subcutânea por dia numa única injeção e o uso de meias de compressão.

- Hidratação

É efectuada através de cristalóides (Ringer lactato, soro fisiológico), dependendo do grau de desidratação.

Transfusão: de acordo com a Agência Francesa de Segurança dos Produtos de Saúde 2002, o quadro que resume os sintomas observados em função da extensão da perda de sangue e não dos resultados dos estudos clínicos é o seguinte

Mesa I Sintomas de acordo com a extensão da perda de sangue em adultos.

Perda de sangue (ml)	750	800-1500	1500-2000	Mais de 2000
Pressão arterial diastólica (mm Hg)	Inalterado	Normal	Diminuído	Muito baixo
Pressão arterial sistólica (mm Hg)	Inalterado	Aumentada	Diminuído	Muito baixo ou desobstruído
Pulso (minutos)	Taquicardia moderada	100-120	Acima de 120 (baixo)	Superior a 120 (muito baixo)
Coloração do cabelo	Normal	Lento (mais de 2 seg.)	Lento (mais de 2 seg.)	Indetetável
Frequência respiratória	Normal	Normal	Taquipneia (superior a 20/min)	Taquipneia (superior a 20/min)
Débito de urina (ml/h)	Acima de 30	20-30	10-20	0-10
Finais	Normal	Pálido	Pálido	Pálido e frio
Cor	Normal	Pálido	Pálido	Cinzento
Consciencialização	Normal	Ansiedade ou agressividade	Ansiedade ou agressividade ou perturbação	Alterado ou em coma

Existem também sintomas associados à depleção de volume e/ou de glóbulos vermelhos: síncope, dispneia, taquicardia, angina, hipotensão postural e ataque isquémico transitório [37].

Enquanto se aguarda a chegada do sangue, são administrados colóides (geloplasma, gelatina).

O transporte de oxigénio não pode ser mantido quando o hematócrito é inferior a 20%; abaixo de 20%, ocorre acidose láctica metabólica devido ao início do metabolismo anaeróbico. Por conseguinte, é necessário, desde o início, agrupar o doente, efetuar um IAA e iniciar uma transfusão em função da gravidade da hemorragia.

Na prática, o limiar mínimo para a transfusão na presença de hemorragia é: hemoglobina 8g/dl ou hematócrito 26%, contagem de plaquetas 50.000 - 75.000 g/dl, fibnogénio < 0,8g/l, TP < 30-35% e APTT > 1,8 vezes o controlo [2].

- **Cirurgia**

- Em caso de patologia hemorrágica, como a rutura de uma gravidez ectópica, a placenta prévia, o hematoma retroplacentário e outros, o cirurgião tentará controlar a hemorragia por compressão ou clampagem, a fim de restabelecer um volume de sangue e uma hemodinâmica eficazes antes de concluir o seu procedimento de salvamento. Por vezes, será necessário mudar de técnica cirúrgica para tratar rapidamente a origem da hemorragia: conversão para laparotomia durante a cirurgia laparoscópica, cirurgia percutânea, cirurgia endoscópica, por exemplo.

- No caso de patologias não hemorrágicas, como a oclusão intestinal, a peritonite e a formação do "terceiro sector" e outras, a operação consistirá numa abertura ampla, no tratamento da causa, na limpeza peritoneal, na drenagem, na aspiração e, em seguida, no encerramento num ou mais planos.

- **Vigilância**

A monitocagem padrão fornece, por si só, uma grande quantidade de informações, cuja relevância pode ser utilizada para avaliar a situação:

- Tensão arterial: medida de 5 em 5 minutos

Uma tensão arterial sistólica inferior a 90, ou mesmo impenetrável, e uma taquicardia sinusal (superior a 90 batimentos/min) indicam um estado de choque.

- Eletrocardiograma: monitorizado continuamente

A observação do traçado permite monitorizar as variações da frequência cardíaca, os distúrbios do ritmo e da condução e o sofrimento cardíaco com alterações do segmento ST (sub-deslocamento).

- A curva de saturação periférica de oxigénio: leitura contínua

É uma medida da oxigenação dos tecidos; a dessaturação pode ser sinónimo de aumento da extração de oxigénio devido a anemia aguda ou hipovolémia.

- Controlo da temperatura: de 30 em 30 minutos

A hipotermia leva à hiperviscosidade do sangue, mas induz distúrbios de adesão plaquetária e também leva à bradicardia [17].

- Avaliar a situação

A situação é avaliada através da quantificação das perdas de sangue do campo operatório, das compressas e do frasco de aspiração, e da realização de exames biológicos: hemograma, contagem de plaquetas, velocidade de protrombina, tempo de tromboplastina parcial activada, fibrinogénio, ionograma sanguíneo, gasometria arterial, grupo sanguíneo e rhesus, hemoglobina e hematócrito. Se houver suspeita de infeção, devem também ser colhidas amostras para hemocultura.

3-1-6 Evolução

A evolução é favorável se o tratamento restabelecer rapidamente o volume sanguíneo e a pressão arterial. É desfavorável se o tratamento inicial for ineficaz, o que pode dever-se à interação de vários mecanismos causadores do choque, a um enchimento vascular ou hemostase cirúrgica inadequados, ou ainda a complicações secundárias devidas à falência de órgãos, como edema pulmonar lesional, insuficiência renal aguda, hemorragia digestiva, infecções e outras. Em todos os casos, as complicações devem ser prevenidas.

3-1-7 Prevenção de complicações

O choque grave é acompanhado por SDRA e insuficiência renal aguda. A prevenção destas complicações depende da rápida correção do choque.

A inalação é possível em caso de hemorragia gastrointestinal superior grave num doente em estado de choque, atordoado ou exausto. Deve ser rapidamente introduzido um tubo de sucção gástrica e o doente deve ser entubado para proteger as vias respiratórias superiores.

O choque hemorrágico leva a uma vasoconstrição grave na zona esplâncnica. Isto pode levar a lesões isquémicas da mucosa digestiva, que podem ser uma fonte de translocação bacteriana. A circulação nesta zona deve ser preservada, assegurando um débito cardíaco correto, uma pressão de perfusão satisfatória e uma melhoria da circulação local com dobutamina a 3 gamma/Kg/min.

3-1-8 Tratamento das complicações

Em caso de complicações renais, se a anúria for inferior a 0,5 ml-1 ml/kg/h, o doente deve ser re-hidratado; se a anúria persistir apesar da re-hidratação, o doente

deve ser re-hidratado com furosemida (lasilix*), sendo a dose normal de 1 mg/kg/p
[71].

Em caso de insuficiência renal, podem ser utilizados 1 - 2mg/kg/h e podem ser atingidas doses de 1 a 2g por 24 horas no FSE, até que a diurese seja restabelecida. Se isto falhar, é necessária diálise.

Se estas medidas falharem, deve ser considerada a purificação extrarrenal.

3-2- ANESTESIA DE PACIENTES EM SITUAÇÕES DE EMERGÊNCIA OBSTÉTRICA E DIGESTIVA

3-2-1- Problemas colocados pelo estado do doente

A história clínica do paciente deve ser investigada: hipertensão, asma, diabetes, broncopneumonia crónica, insuficiência cardíaca, etc., porque a ausência de preparação aumenta o risco de descompensação de uma condição patológica pré-existente.

Um exame somático rápido procura edema dos membros inferiores, iterícia e palidez das conjuntivas.

Independentemente do exame clínico efectuado, nem sempre é possível avaliar com precisão a função renal e hepática numa urgência nos nossos hospitais.

- Avaliar o estado atual

Trata-se de avaliar as perturbações causadas pelo impacto da hemorragia ou do terceiro sector.

- Estado hemodinâmico

A situação mais frequente é o colapso cardiovascular (pressão sanguínea sistólica inferior a 80 mm de mercúrio) ou o choque (pressão sanguínea reduzida com sinais de sofrimento visceral). Em termos gerais, esta situação pode envolver :

▪ Um doente que apresenta hemorragia interna e/ou externa grave e anemia grave. Os sinais incluem pulso fraco, queda da pressão arterial, suores frios profusos, sede intensa, extremidades frias e conjuntiva pálida. A situação cirúrgica em causa pode ser geralmente um politraumatismo com hemorragia significativa, uma rutura do baço, uma rutura do EP, uma rutura do útero, etc.

▪ de um doente que apresenta um quadro de desidratação global com os seguintes sinais: hipotensão arterial, prega cutânea persistente, sede, secura da face inferior da língua, hemoconcentração que se exprime clinicamente por conjuntivas palpebrais muito coradas, foligoanúria ou aminúria... o quadro cirúrgico em causa pode ser uma peritonite, uma oclusão intestinal... [9, 53]

- Condição respiratória

Trata-se sobretudo de taquipneia, que se manifesta quer por hipoventilação quer por hiperventilação.

- Os riscos de inalação pulmonar do conteúdo gástrico e de um estômago cheio

A inalação pulmonar do conteúdo gástrico (muitas vezes líquido) é responsável por lesões pulmonares, cuja gravidade depende do volume de líquido inalado (volume superior a 25 ml ou 0,4 ml por quilograma), da acidez deste líquido (PH inferior a 2,5) e da sua contaminação por micróbios. As secreções orofaríngeas e o líquido gástrico são reservatórios de germes. A contaminação do líquido inalado é uma fonte de superinfeção secundária, que pode agravar a lesão pulmonar inicial. A inalação do conteúdo gástrico ácido para os pulmões conduz à clássica síndroma de MENDELSON, que é uma complicação evitável se forem tomadas as medidas necessárias. Existem vários factores que podem causar a inalação do conteúdo gástrico.

Um estômago cheio é uma situação em que o período tradicional de almoço pré-operatório não foi respeitado. O principal risco de um estômago cheio é a inalação do conteúdo gástrico durante a indução da anestesia ou durante o recobro.

Os factores que afectam a evacuação do estômago são responsáveis por um estômago cheio. Estes factores são numerosos:

- O tipo de alimentos ingeridos: * Os alimentos com um elevado teor de gordura prolongam o processo de esvaziamento gástrico: frequentemente são necessárias 8 a 10 horas para que o estômago fique completamente vazio após a ingestão destes alimentos;

* Os alimentos com elevado teor de açúcar aumentam a acidez gástrica.

- O traumatismo, a dor, a ansiedade, o tabaco e o álcool atrasam o esvaziamento gástrico. Se o traumatismo ou a doença ocorreu pouco tempo depois da última refeição, o esvaziamento do estômago pode ter parado nessa altura. **É mais seguro assumir que qualquer doente admitido numa emergência tem o estômago cheio.**

- Medicação: os medicamentos à base de morfina atrasam a evacuação do estômago e do intestino delgado.

- Cirurgia digestiva de urgência (apendicite, peritonite, obstrução intestinal, etc.): provoca um estômago cheio por paragem reflexa ou física do trânsito digestivo.

- Cesariana, GEUR e obesidade - Intubação difícil

Os doentes em risco de intubação difícil correm o risco de inalação devido à estimulação múltipla do trato aerodigestivo que pode ocorrer durante as tentativas de intubação traqueal.

3-2-2- Agentes de indução [74]

3-2-2-1- Hipnóticos :

Os hipnóticos que podem ser utilizados são o tiopental, o propofol, o etomidato e a cetamina, com um tempo de início de ação curto, inferior a 45 segundos.

O etomidato (0,3 mg/kg) e a cetamina (2 mg/kg) têm a vantagem de preservar o equilíbrio hemodinâmico em doentes normalmente hipovolémicos.

Propofol e tiopental: induzem uma redução da pressão arterial e do débito cardíaco em doentes hipovolémicos. Se estes agentes forem escolhidos para a indução, as suas doses devem ser reduzidas (1,5 a 2 mg/kg para o propofol e 3 a 4 mg/kg para o tiopental) e a velocidade de injeção deve ser diminuída.

Em casos de eclâmpsia, a cetamina (que aumenta a tensão arterial) deve ser evitada e deve ser utilizado o tiopental [69].

3-2-2-2- **Curares**

Succinilcolina: é o único curare com um início de ação curto (da ordem de um minuto), eficácia comprovada em 99% dos doentes e uma curta duração de ação que permite retomar rapidamente a ventilação espontânea em caso de dificuldades de intubação. Não deve ser utilizado na eclâmpsia, pois aumenta anormalmente o débito cardíaco durante as fasciculações, devendo ser utilizado o vecurónio 0,1 mg/kg para intubar a doente [69].

3-2-2-3- **Analgésicos**

Por enquanto, o fentanil continua a ser a droga mais consumida nos países subdesenvolvidos.

3-2-3- **Pessoal de manutenção anestésica**

A manutenção da anestesia numa situação de emergência não tem nada de especial ou específico. No entanto, alguns aspectos devem ser discutidos.

Embora o óxido nitroso esteja formalmente contraindicado em casos de pneumotórax ou enfisema devido à sua difusão nas cavidades fechadas, esta contraindicação é apenas relativa em casos de obstrução intestinal, uma vez que o trato digestivo está mais afastado da via de administração e é menos vascularizado do que o sistema respiratório. Apenas as oclusões com distensão gasosa significativa devem ser evitadas com o óxido nitroso. Agentes voláteis (halotano, isoflurano, sevoflurano): todos podem ser utilizados para manter a anestesia. Nas cesarianas, o halotano não deve ser utilizado numa concentração superior a 0,5%, caso contrário pode provocar uma redução da contratilidade uterina, responsável pela hemorragia. Além disso, concentrações elevadas de halotano têm um efeito depressor do miocárdio e um efeito hipotensor acentuados, que podem agravar a descida da tensão arterial.

Curares (vecurónio, pancurónio, atracúrio): são todos curares não despolarizantes. São necessários no tratamento das urgências abdominais para obter um relaxamento muscular. A escolha do curativo depende da duração prevista da cirurgia e das patologias associadas (insuficiência renal e/ou hepática).

3-2-4- Um exemplo de anestesia em doentes em estado de choque: cesariana de urgência por rutura de gravidez ectópica

3-2-4-1- Condicionamento do doente hemodinamicamente instável

Em caso de urgência, os cuidados **pré-anestésicos** consistem essencialmente em condicionar o doente, ou seja, colocá-lo em condições que lhe permitam ser submetido à anestesia e à cirurgia sem riscos importantes. Consoante o grau de urgência, é necessário corrigir um desequilíbrio de uma função vital importante, como a função respiratória (por exemplo, entubar o doente e dar-lhe oxigénio) ou a função circulatória (perfundir em caso de hipotensão arterial ou de desidratação), ou evitar a inalação de líquido gástrico (sondagem nasogástrica ou administração de cimetidina 200 mg por via oral).

Em caso de emergência extrema, como uma hemorragia grave (rutura de uma gravidez ectópica, rutura uterina, rutura de um grande vaso, etc.), não há tempo a perder. O doente deve ser imediatamente colocado em condições baseadas essencialmente em:

- administração de oxigénio a uma taxa de 4 a 6 litros/minuto utilizando uma cânula nasal se o doente tiver dificuldade em respirar.

- inserção de um cateter venoso de bom calibre, que deve estar firmemente fixado,

- é pedida uma transfusão de sangue e de grupo rhesus para uma possível transfusão de sangue iso-grupo iso-rhesus, mas enquanto se aguarda a transfusão, infunde-se ringer lactato ou soro fisiológico ou, melhor ainda, uma macromolécula (Haemaccel, etc.). Em caso de urgência extrema, o doente pode ser objeto de uma transfusão de sangue O-negativo, mesmo que o seu grupo sanguíneo não seja conhecido. **Esta transfusão deve ser sempre precedida de um teste de compatibilidade que, quando realizado corretamente, consiste em misturar uma gota de sangue do dador com uma grande gota de soro sanguíneo do doente, em vez de uma gota de sangue do dador misturada com uma gota de sangue do doente** [52].

Noutros casos, como os de desidratação global grave (peritonite, obstrução intestinal), é feita uma distinção entre uma a duas horas, ou mesmo 4 horas, durante as quais o doente pode ser colocado em condições, com base em :

- inserir uma linha venosa de bom calibre, que deve estar bem colocada, e infundir lactato de ringer lactato, soro fisiológico a 9% e glucose a 5%. Esta solução pode ser enchida até pelo menos 2 litros antes do início da anestesia. O sinal em que se deve basear o início da anestesia neste caso é a normalização do pulso. A principal indicação para o enchimento vascular em anestesia de emergência é a correção de hipovolémia verdadeira devido a hemorragia ou hipovolémia relativa devido à redução do retorno venoso ao coração em resultado de vasoplegia;

- colocação de um cateter urinário para controlar a diurese em caso de desidratação global. A diurese normal no adulto é de 1 ml/kg/hora. Um doente que sofra de peritonite ou de obstrução intestinal deve receber um cateter urinário e um cateter nasogástrico, o que permitirá monitorizar as perdas de líquidos urinários e gástricos necessários à reanimação.

- administração de cimetidina: 200 m g por via oral para reduzir o volume de fluido gástrico é necessário.

NB. Em anestesia, se um paciente apresenta um hemotórax, pneumotórax ou pleurisia, ele deve ser submetido à drenagem pleural antes de qualquer anestesia, mesmo que seja uma emergência [58].

3-2-4-2- Preparação para a anestesia no bloco operatório

Antes de induzir a anestesia, o paciente deve ser corretamente preparado. Esta preparação baseia-se em :

- a colocação de um cateter venoso de bom calibre, que deve estar firmemente fixado, e o início da infusão, se este cateter venoso não tiver sido colocado durante a fase de reanimação pré-operatória;

- preparação do equipamento de entubação, incluindo essencialmente :
- Um laringoscópio em bom estado, com pilhas que forneçam a luz correta;
- um tubo de intubação traqueal de tamanho adequado ao tamanho ou à idade do doente;
- um aspirador de pó em bom estado de funcionamento;
- e uma sonda de sucção.

O oxigénio disponível no bloco operatório (oxigénio de parede, garrafa de oxigénio ou extrator de oxigénio).

- preparação de produtos a injetar para anestesia geral, tais como :
- uma benzodiazepina (diazepam);
- um hipnótico (tiopental) ou (cetamina) ;
- um curare de ação rápida (suxametomam), para intubação traqueal;
- um curare para relaxamento muscular (vecurónio);
- um analgésico de ação central (fentanil).

Todos estes produtos devem ser preparados em seringas. Cada seringa deve ser rotulada com o nome e a massa do produto por ml de solução.

Medicamentos como a atropina (um parassimpatizante), a adrenalina e a efedrina (vasoconstritores) não devem ser preparados com antecedência, mas mantidos à mão para serem utilizados rapidamente em caso de necessidade.

- assegurar-se de que o respirador e o monitor multiparamétrico estão a funcionar corretamente, se disponíveis. **Como parte da monitorização anestésica, o oxímetro de pulso é um instrumento essencial que não pode faltar em nenhuma circunstância num bloco operatório.**

- verificar se tem um monitor de tensão arterial, um estetoscópio, uma pequena lanterna...

3-2-4-3- O período per-anestésico

Este período começa com a indução da anestesia, passa pelo período de manutenção da anestesia e termina com o fim da intervenção cirúrgica. A pré-medicação na mesa de operações, que é muito mais uma pré-indução, tem lugar pouco antes da indução da anestesia. Nos adultos, pode ser efectuada com 5 a 10 mg de diazepam IVD. A atropina é administrada em doses de 0,5 a mg DIV.

- Indução da anestesia

Para iniciar a indução da anestesia, o doente deve primeiro ser desnitrogenado (ou pré-oxigenado), o que consiste em oxigenar o doente através de uma cânula nasal ou de uma máscara facial durante pelo menos 3 mm. Esta pré-oxigenação permite que o doente tenha uma reserva de oxigénio quando a anestesia é induzida. Isto é muito importante, porque se houver um problema durante a indução da anestesia, tem alguns minutos para o tentar resolver.

Durante este período de pré-oxigenação, o equipamento de monitorização do doente é colocado em funcionamento:

- o monitor de vigilância multiparâmetro, se disponível;

- o manguito de pressão arterial no membro superior, que não possui um conjunto de infusão;

- o oxímetro de pulso no polegar do membro superior que transporta o conjunto de infusão;

- e o estetoscópio.

Começamos então por anotar na folha de anestesia os diferentes parâmetros que devem ser monitorizados durante toda a anestesia:

- coloração da mucosa palpebral,

- SpO2,

- tensão arterial,

- frequência cardíaca,

- frequência respiratória,

- diurese e cor da urina,

- e temperatura.

$_2$Após a desnitrogenação durante pelo menos 3 minutos e quando a SpO atinge 100%, podem estar disponíveis várias opções de indução [69].

- Em caso de anestesia geral (com cetamina) sem intubação :

- A indução é precedida de pré-medicação numa mesa de pré-indução com ;

. uma injeção intravenosa de uma benzodiazepina (dia/epam ou mida/olam) que terá o efeito de reduzir a agitação, os gritos ou a orreia provocados pela cetamina ao acordar;

. e injeção intravenosa de atropina (parassimpaticolítico) que reduzirá as secreções salivares provocadas pela cetamina.

- A indução propriamente dita é efectuada através da injeção de cetamina a uma taxa de 2mg/kg do peso do doente.

- O oxigénio é administrado através de uma cânula nasal a uma taxa de 3 a 4 litros/mm.

NB. Se a anestesia com cetamina for utilizada sem intubação, não deve ser inserida uma cânula de Guedel, uma vez que pode provocar vómitos que podem ser inalados.

- Em caso de anestesia geral com intubação :

A indução pode ser precedida de pré-medicação na mesa de operações ou de préindução (se a pré-medicação não tiver sido efectuada antes da chegada ao bloco operatório). São efectuados os seguintes passos

- Injeção intravenosa de uma benzodiazepina (diazepam ou midazolam) para potenciar o efeito do hipnótico administrado para a indução;

- a indução propriamente dita, que é efectuada por injeção intravenosa de hipnóticos **(**tiopental**)** ou (cetamina);

- injeção de morfina (fentanil) para evitar a subida da tensão arterial durante a entubação;

- injeção de um curare de ação prolongada (suxametónio, também conhecido por celocurina) para a intubação traqueal. Cerca de um minuto após a injeção de curare, procede-se à entubação e o tubo deve ser firmemente fixado depois de se verificar se está corretamente posicionado na traqueia.

Os elementos da ventilação artificial ou manual são postos em prática com o início da administração de oxigénio, de um gás anestésico (halotano) e de óxido nitroso.

> **A fase de manutenção**

Esta fase é marcada por :

- Reinjecção dos produtos em função do estado clínico do paciente: [1]injeção de narcótico i/2 ou A da dose de indução se o doente acordar,

. injeção de analgésico em caso de dor, que se manifesta geralmente por um aumento da tensão arterial ou por agitação,

. injeção de curare de ação intermédia (vecurónio) se for necessário relaxamento muscular, como na cirurgia abdominal (apenas se o doente estiver intubado).

- O gás anestésico pode ser inalado a uma concentração que depende do estado clónico do doente e, sobretudo, do seu estado cardiovascular se for administrado halotano, que provoca hipotensão arterial.

- Os parâmetros vitais devem ser monitorizados de 10 em 10 minutos durante toda a anestesia; estes parâmetros devem ser anotados na folha de anestesia, que fornecerá uma tendência das curvas dos parâmetros mostrando a evolução destes parâmetros ao longo do tempo.

> **A fase de despertar**

A fase de despertar começa, teoricamente, quando o cirurgião começa a suturar a pele. O gás anestésico (halotano) deve ser interrompido e, se a apneia persistir devido a uma injeção recente de morfina, deve ser injetado um antídoto para a morfina (Narcan). Se a apneia for devida a uma injeção recente de curare, deve ser injectada a combinação Prostigmina-Atropina.

O fim teórico da anestesia coincide com o fim da cirurgia. No entanto, o anestesista deve monitorizar o doente até se atingir um nível de recuperação satisfatório. Deve-se observar uma ventilação espontânea eficaz, permitindo que o paciente seja extubado na mesa antes de ir para a sala de recuperação.

3-2-4-4- O período pós-anestésico

Teoricamente, este período começa com o fim da intervenção cirúrgica. É o período durante o qual os produtos utilizados para induzir a anestesia são eliminados para permitir ao doente acordar ou restabelecer funções respiratórias e circulatórias mais ou menos normais.

Depois do bloco operatório, o doente é conduzido para a sala de recobro, também conhecida como sala de monitorização pós-intervenção (PIMR), onde é devidamente vigiado para evitar complicações como a dispneia que leva à apneia e depois à paragem cardíaca, ou uma descida da tensão arterial que pode levar a um estado de choque grave.

A monitorização na sala de recobro baseia-se nos critérios de saída da sala de monitorização pós-intervenção (SSPI), que se baseiam nos parâmetros utilizados para o cálculo do score Aldrete.

Todos os incidentes e acidentes ocorridos durante a anestesia são registados no registo de anestesia, que é um documento médico-legal.

3-3-CATEGORIZAÇÃO DAS EMERGÊNCIAS

De acordo com o seu grau de gravidade e o tempo necessário para o seu tratamento, as urgências em doentes hemodinamicamente instáveis podem ser agrupadas em urgências absolutas (EA) e urgências relativas (ER), por analogia com a categorização das vítimas. Este conceito deriva das operações de triagem efectuadas em situações de catástrofe.

A classificação Noto-Larcan - Huguenard define os critérios de cauterização da seguinte forma [65]:

- Emergências absolutas (UA)

Incluem todas as emergências extremas (UE) e as primeiras emergências (UA), que são geridas de duas formas:

- medidas imediatas de salvamento para assegurar uma ventilação e hemodinâmica adequadas.

- evacuação prioritária para tratamento posterior.

Exemplos de emergências absolutas no nosso contexto são: rutura da gravidez extra-uterina (REUP), placenta prévia, hematoma retroplacentário (RPH), hemoperitoneu e peritonite.

Para Noto e Larcan [65], as emergências extremas (EU) correspondem a situações patológicas que conduzem a um sofrimento cardio-circulatório e ventilatório agudo e cuja gestão é imediata, enquanto as primeiras emergências (Ul) são aquelas que requerem cuidados prévios antes da evacuação, caso contrário o sofrimento vital aparecerá, transformando-as assim em emergências extremas:

- necessidade de controlo durante o transporte ;

- necessidade de tratamento cirúrgico intensivo ou de reanimação num prazo de 5 a 8 horas.

As urgências absolutas devem ser tratadas num prazo máximo de 06 horas.

- Emergências relativas (RU)

Agrupam todas as segundas (U2) e terceiras (U3) emergências. Aqui é necessário:

- gestos simples para estabilizar as lesões;

- evacuação mais ou menos tardia sem controlo especial;

- cirurgia diferida sem risco para o prognóstico vital.

No entanto, há que ter em conta que as fronteiras entre estas diferentes categorizações não são formais, uma vez que uma emergência relativa pode transformar-se numa emergência absoluta em qualquer altura. No entanto, uma visão geral destas categorizações permite atuar rapidamente e tomar decisões rápidas.

CAPÍTULO 4: QUADRO CONCEPTUAL

Definição

O quadro concetual ou modelo concetual é uma representação mental e estruturada de uma realidade. É uma imagem mental, uma forma de representar a realidade [79]. Em enfermagem, o modelo concetual é a ideia que temos da nossa disciplina, do nosso papel enquanto profissionais; é, de facto, a nossa maneira de ver, de conceber a natureza do serviço que prestamos à sociedade [48]. Existem vários modelos conceptuais em enfermagem, sendo os principais :

- O quadro concetual de Florence NIGHTINGALE;

- O quadro concetual de Virgínia HENDÈRSON;

- O quadro concetual da Dorothy OREM;

- O quadro concetual de Calista ROY;

- O quadro concetual de Dorothy Johnson;

- O quadro concetual de Abraham MASLOW.

Como parte do nosso trabalho, utilizámos o modelo concetual de Virginia Henderson.

Como em qualquer patologia, o papel do técnico é crucial na gestão da hipovolémia em anestesia geral de emergência, em termos de receção, diagnóstico, tratamento, monitorização e profilaxia.

De acordo com Virginia Henderson, o ser humano é um todo biopsicossocial com 14 necessidades fundamentais:

Nos períodos pré, per e pós-operatório, o técnico de anestesia deve ter presente as particularidades anatómico-fisiológicas e biopsicossociais dos doentes.

De acordo com Virginia Henderson, quando se depara com um doente hipovolémico submetido a cirurgia, existem algumas necessidades básicas que Ton deve satisfazer:

1) A necessidade de comer e beber

2) Necessidade de evitar o perigo

3) Eliminar normalmente por todas as vias de eliminação

4) Manter a temperatura em condições normais

5) Comunicar

Segundo Virginia Henderson, "o papel do enfermeiro consiste em ajudar o indivíduo doente ou saudável a manter ou recuperar a sua saúde, executando as tarefas que ele próprio executaria, se tivesse força, vontade ou conhecimentos para as executar, de modo a ajudá-lo a recuperar a sua independência o mais rapidamente possível".

O técnico deve identificar claramente as necessidades do doente para manter ou restabelecer o equilíbrio e a estabilidade hemodinâmica durante e após a operação. Para que todas estas necessidades sejam satisfeitas, o técnico deve ser capaz de prestar cuidados eficientes e eficazes para ajudar o doente a recuperar a sua independência o mais rapidamente possível.

4-1- NECESSIDADES NÃO SATISFEITAS

4-1-1- Necessidade de comer e beber

O doente hipovolémico tem muitos problemas. Na nossa revisão da literatura, vimos que a hipovolémia pode ser absoluta ou relativa à etiologia, que pode ser desidratação ou hemorragia. Daí a necessidade de compensar as perdas por via enteral ou parentérica.

É aqui que entra o conceito de enchimento vascular. O objetivo do enchimento vascular é normalizar o volume sanguíneo. Se o grau de desidratação não for elevado, podem ser utilizadas linhas venosas periféricas. Se o grau de desidratação for elevado, o anestesista deve colocar a linha venosa central e o técnico de anestesia verifica o enchimento através da medição da pressão venosa central. O técnico deve também preparar os componentes para a medição da PVC, que são: a torneira de três vias, uma régua graduada com nível de água, um manómetro móvel, um suporte, as soluções de enchimento e a caneta de feltro.

4-1-2- Necessidade de evitar o perigo

O doente hemodinamicamente instável deve ser protegido dos efeitos deletérios dos medicamentos anestésicos e dos sinais de intolerância ligados aos produtos de enchimento. A indução num doente assim só deve ser efectuada se o doente tiver sido enchido, a fim de evitar hipotensão ou choque. A luz intensa e o ruído devem ser evitados. Do mesmo modo, os pontos de pressão devem ser protegidos para evitar úlceras de pressão e riscos tromboembólicos. É importante quantificar e registar as perdas de sangue, a diurese e os parâmetros vitais.

A síndrome de Mendelson deve ser evitada através de uma sequência de indução rápida com a manobra de Sellick, sem esquecer a colocação da sonda nasogástrica e a anestesia profunda, perguntando sempre a hora da última refeição. Qualquer falha ou perturbação dos parâmetros vitais deve ser comunicada ao anestesista.

4-1-3- Necessidade de eliminar normalmente por todas as vias de eliminação

A eliminação de resíduos pelo organismo é um bom indicador do bom funcionamento do corpo.

O técnico de anestesia deve verificar as anomalias através do saco de urina, da diurese e do saco que recebe o líquido do conteúdo gástrico. Todos estes líquidos devem ser anotados na ficha do doente, que é uma ficha muito importante.

4-1-4- Necessidade de manter a temperatura em condições normais

As temperaturas devem ser medidas regularmente para verificar se há hipotermia ou hipertermia. A temperatura deve ser registada na folha de controlo.

4-1-4- Necessidade de comunicar com os outros

A comunicação entre o técnico e o doente é importante, pois ajuda a criar confiança e a informar o doente sobre todos os procedimentos que estão a ser efectuados, por exemplo: a colocação da linha venosa, a medição dos parâmetros vitais, a colocação do cateter urinário, a desnitrogenação e a monitorização, para que o doente colabore.

O nosso modelo de análise é o seguinte:

Tabela II Modelo de análise

Requisitos	Eventos	Satisfação	Intervenção	Dimensão	Componente	Indicadores
Comer e bebida	- Seca em membranas mucosas -Sede Sinais de lenço - Dispneia Conjuntivos ligeiramente colorido	Não satisfeito	- Infusão - Bebidas simples - Água e sumo fruta	Quantidade a especificar	Ringer lactato Soro salgado Gelatina Sangue	- Impulso roscado, 80 pulso por minutos Tensão arterial < 80 mm Hg - FC acelerado
Evitar o perigo	Afetado por integridade física ou psicológico ou ambos	Não satisfeito	Enchimento vascular : Rotulagem drogas - Abertura de o quarto (Verificar lista) Preparação tabuleiro intubação Controlo a pontuação d'aldrete	- Estado da curva a especificar	- Curva em função do tempo - Luz, água - Pinça Magill - Laringoscópio	- interpretação da curva de PVC - interpretação do anestesia
Eliminar normalmente	- Oligoanúria	Não satisfeito	- Enchimento Administração um diurético	Quantidade de urina eliminada em 24 h.	Coletor de urina em bom estado	Diurese horária
Mantido - o temperatura em condição normal (36,5°. 37,5°)	Hipertermia ou hipotermia	Não satisfeito	- Administração a antipiréticos ou ligar o ar condicionado ou invólucro quente	La ar condicionado traz o temperatura ambiente dentro de condições para especificar	Coberturas quente, o ar condicionado, medicamentos, "o termómetro médico	Controlo de o temperatura

Comunicar ao seu semelhante	-Choque - Comunicação ineficaz em nível intelectual, sensório-motor ou emocional	Não satisfeito	Calmante a ansiedade de paciente Cinestesia terapia língua	Verificar o fluxo verbal.	- Medicamentos - Filmes - Gravador de cassetes	- Glasgow - Questionamento

Diagrama do quadro concetual

Técnico de anestesia

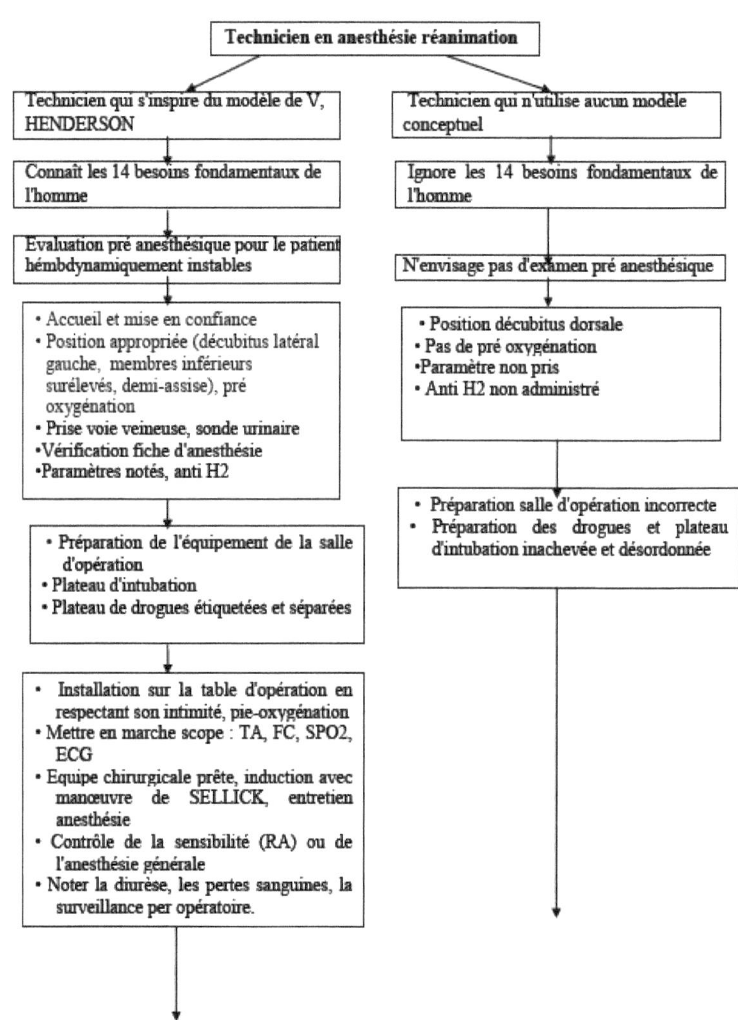

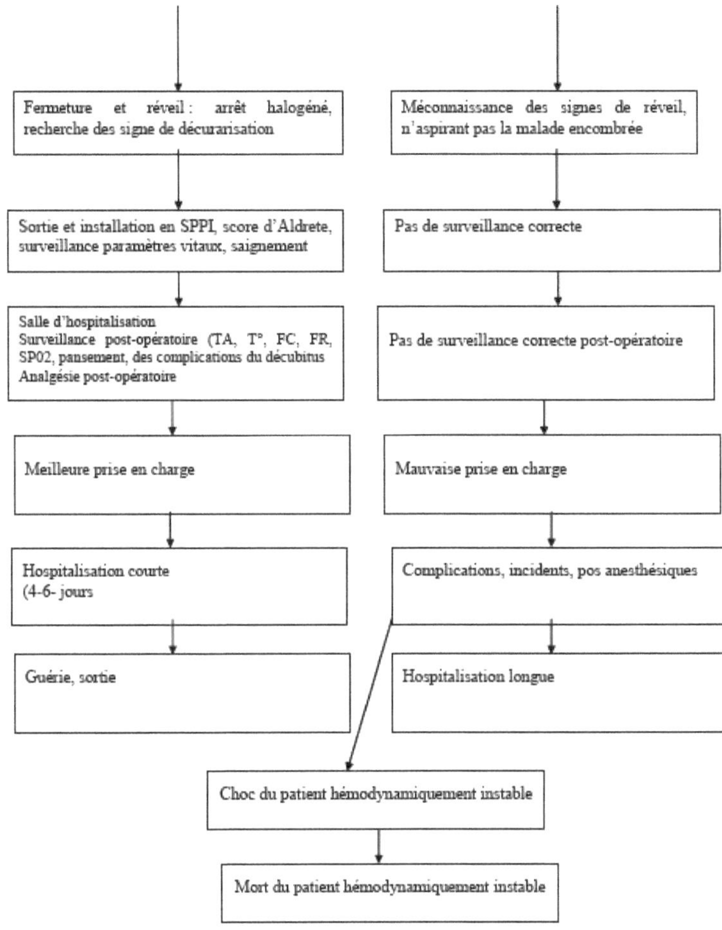

Figura 2 Diagrama do quadro concetual

4-2- DEFINIÇÃO OPERACIONAL DOS CONCEITOS

- **Assumir** o controlo: a assunção do controlo é uma intervenção destinada a resolver uma parte significativa ou a totalidade dos problemas de uma pessoa [7].

- **Gestão anestésica**: é um processo concebido para lidar com os problemas de um paciente com vista à anestesia. Na prática, envolve a consulta do paciente no período pré-anestésico, a preparação do paciente para a anestesia, a realização da anestesia e a monitorização intra e pós-operatória, evitando e/ou tratando quaisquer complicações [7, 11].

Incidentes: são pequenas dificuldades que surgem no decurso de uma atividade [35],

Acidentes: são acontecimentos súbitos e imprevistos que causam danos, colocam os doentes em risco, resultam por vezes em hospitalizações prolongadas e aumentam os custos [35].

Anestesia: supressão da sensibilidade de um órgão ou da sensibilidade geral.

Hemodinâmica: estudo dos movimentos do sangue e das forças que os criam [26] ou que estão relacionadas com as condições mecânicas da circulação sanguínea (pressão, fluxo).

Estado hemodinamicamente instável: qualquer paciente com pressão arterial sistólica anormal (PAS < 100 milímetros de mercúrio ou PAS > 140 milímetros de mercúrio) e/ou frequência cardíaca anormal (FC < 60 batimentos por minuto ou FC 100 batimentos por minuto).

A variação da PAS ou FC: é igual à diferença entre a PAS ou FC intra-operatória mais elevada e a PAS ou FC intra-operatória mais baixa dividida pela média das duas multiplicada por 100, daí a fórmula :

$$\Delta APAS = \frac{\dfrac{PASmax - PASmin}{PASmax + PASmin}}{2} \times 100$$

$\Delta APAS$ = variation de pression, artérielle systolique
PASmax = pression artérielle systolique maximale
PASmin - pression artérielle systolique minimale

$$\Delta FC = \frac{\dfrac{FCmax - FCmin}{FCmax + FCmin}}{2} \times 100$$

ΔFC = variation de la fréquence cardiaque
FCmax= fréquence cardiaque maximale
FCmin = fréquence cardiaque minimale

Doentes com hemodinâmica potencialmente instável: qualquer doente que apresente hemoperitoneu ou um terceiro sector que possa levar a hipovolémia devido a hemorragia ou distúrbios hidrolíticos.

CAPÍTULO 5: MATERIAIS E MÉTODOS

5-1- TIPO DE ESTUDO

Realizámos um estudo descritivo retrospetivo dos registos das pacientes operadas no Hospital Ginecológico-Obstétrico e Pediátrico de Yaoundé.

5-2- DURAÇÃO DO ESTUDO

[er]O nosso trabalho teve a duração de 04 meses, ou seja, de 1 de janeiro de 2012 a 30 de abril de 2012. [ei]O período de estudo foi de 1 de janeiro de 2011 a 31 de janeiro de 2012 e incidiu sobre os registos dos doentes.

5-3-LOCAL DE ESTUDO

Este estudo foi efectuado no Hospital Gineco-Obstétrico e Pediátrico de Yaoundé.

Este hospital, criado em 2002, é fruto da cooperação sino-camaronesa. É especializado em cuidados de saúde materno-infantil. [e] O HGOPY está situado no bairro de Ngousso, no 5º distrito de Yaoundé, capital do departamento de Mfoundi e capital política dos Camarões. Está limitado :

- A norte, pela estrada que liga o bairro de Ngousso aos bairros de Etoudi e Manguier;

- A sul, fala-se do distrito de Mfandena;

- A oeste, o bairro de Etoudi;

- A F East do Hospital Geral de Yaoundé. Este hospital oferece os seguintes serviços

- O serviço administrativo (Direção Geral, Secretariado, Contabilidade, Supervisão Geral).

- Os serviços incluem urgência, cuidados intensivos de anestesia, ginecologia, cirurgia e pediatria;

O bloco operatório da FHGOPY é composto por 6 salas de operações, incluindo uma maternidade e 5 salas no bloco principal. Estas últimas dividem-se em uma sala para pequena cirurgia, uma sala para cirurgia oftalmológica e 3 outras para outras cirurgias. Duas salas de cuidados pós-intervencionistas estão anexas ao bloco operatório, assim como a sala de preparação pré-operatória.

5-4-POPULAÇÃO ESTUDADA

- **Critérios de inclusão**

- Registos de pacientes adultos operados.

- Registos de doentes adultas operadas por emergências obstétricas (GEUR, placenta prévia hemorrágica, hematoma retroplacentário, histerectomia por hemostase, rutura uterina, hemoperitoneu pós-operatório).

[ème]- Registos de pacientes adultos operados por formação no sector 3 (oclusões intestinais e peritonite).

- Registos médicos completos.

- Critérios de não-inclusão :

Excluímos :

- Registos de pacientes operados para cirurgia corretiva.

- Registos de pacientes com menos de *15* anos de idade

- Registos médicos em falta ou incompletos.

5-5- AMOSTRAGEM

Trata-se de uma amostra consecutiva não probabilística, constituída por todos os doentes operados durante o período de estudo.

5-6- PROCEDIMENTO

5-6-1- Pré-teste

O pré-teste foi efectuado na unidade de cuidados intensivos do Hospital Ginecológico-Obstétrico e Pediátrico de Yaoundé.

5-6-2- Validade do instrumento de recolha de dados

Foi validado pelo orientador da dissertação, Chefe do Serviço de Anestesia e Cuidados Intensivos do Hospital de Ginecologia, Obstetrícia e Pediatria de Yaoundé.

5-6-3- Construção de um sistema de investigação

[ème]A partir dos registos do bloco operatório, identificámos os casos de laparotomia de urgência por patologias susceptíveis de induzir choque, no âmbito de urgências obstétricas por hemorragia (rutura de gravidez ectópica, placenta prévia hemorrágica, hematoma retroplacentário, rutura uterina) ou de urgências digestivas por formação de sector (peritonite, obstrução intestinal). Depois, a partir dos registos dos serviços de hospitalização, estabelecemos o seu circuito. A partir dos arquivos destes diferentes serviços, recolhemos os registos médicos destes doentes. Por fim, estes processos foram selecionados para estudo de acordo com os nossos critérios de inclusão. A partir destes processos, recolhemos, através de um formulário pré-concebido, dados relativos à consulta pré-anestésica, à preparação para a operação, ao tratamento intra-operatório, à prescrição pós-operatória e à evolução do doente.

5-7- VARIÁVEIS ESTUDADAS

Estudámos as seguintes variáveis.

- idade,

- risco anestésico através da classificação ASA

- técnica anestésica

- estado hemodinâmico pré-operatório através da FC e da PA

- o grau de urgência, classificando as emergências (urgência absoluta: extrema urgência e primeira urgência); urgência relativa (segunda e terceira urgência).

- Qualidade das linhas venosas (tipo de linha venosa utilizada, central ou periférica; número de linhas venosas inseridas; calibre dos cateteres utilizados)

- parâmetros monitorizados no intra-operatório (ECG, PANI, SPao2, diurese, temperatura)...

- perda de sangue intra-operatória (ECG, PANI, SPao2, diurese, temperatura)...

- monitorização intra-operatória através de

- medicamentos anestésicos utilizados na indução anestésica

- medicamentos anestésicos utilizados na manutenção da anestesia

- a qualidade das soluções de enchimento e dos produtos sanguíneos utilizados

- duração da anestesia (tempo decorrido entre a indução anestésica e a saída do bloco operatório)

- a duração da operação (tempo entre a incisão e o encerramento parietal)

- incidentes e acidentes intra-operatórios

- prescrição de instruções pós-operatórias f elaboração efectiva da prescrição pós-operatória, controlos pós-operatórios prescritos, prescrição de HBPM para profilaxia)

- resultado do doente (estabilidade ou mortalidade).

- Variações hemodinâmicas intra-operatórias através de variações intra-operatórias da pressão arterial sistólica (PAS) e da frequência cardíaca (FC).

(A variação da PAS ou da FC é igual à diferença entre a PAS ou a FC intra-operatória mais elevada e a PAS ou a FC intra-operatória mais baixa, dividida pela média das duas, multiplicada por 100).

$$\Delta APAS = \dfrac{\dfrac{PASmax - PASmin}{PASmax + PASmin}}{2} \times 100 \qquad \begin{array}{l} \Delta APAS = \text{variation de pression, artérielle systolique} \\ PASmax = \text{pression artérielle systolique maximale} \\ PASmin - \text{pression artérielle systolique minimale} \end{array}$$

$$\Delta FC = \dfrac{\dfrac{FCmax - FCmin}{FCmax + FCmin}}{2} \times 100 \qquad \begin{array}{l} \Delta FC = \text{variation de la fréquence cardiaque} \\ FCmax = \text{fréquence cardiaque maximale} \\ FCmin = \text{fréquence cardiaque minimale} \end{array}$$

Esta variação era estatisticamente significativa se P (o valor positivo) fosse superior a 0,05. De acordo com o texto da ANOVA, existe homogeneidade de variância quando P é superior a 0,05 [60,73], daí a fórmula :

$$P = \dfrac{m_1 - m_1}{\sqrt{\dfrac{\delta_2^1}{n_2} + \dfrac{\delta_2^1}{n_2}}} \qquad \text{Para amostras independentes}$$

$_1$m = média da primeira amostra

$_1$m = média da segunda amostra

$_1\delta$ = desvio-padrão da primeira amostra

$_2\delta$ = desvio-padrão da segunda amostra

 P = mais-valia

As variações da pressão arterial sistólica > 25% do valor inicial foram consideradas significativas. O mesmo se aplica à frequência cardíaca.

5-8- EQUIPAMENTO UTILIZADO

Para realizar este trabalho retrospetivo, utilizámos material que inclui:

- folhas de recolha de dados informatizadas,

- registos de serviços

- registos médicos

- Equipamento de escritório :

    - resmas de papel, esferográficas, réguas, lápis, borrachas, etc.),

    - Equipamento informático (computador, pen USB, CD Rom, impressora).

5-9- TRATAMENTO ESTATÍSTICO DOS DADOS

Os resultados foram analisados utilizando o programa Epi Info versão 6 e o programa Microsoft Office, nomeadamente o Excel 2007. As variáveis quantitativas foram estudadas através do cálculo de médias e percentagens, sendo depois apresentadas em histogramas e tabelas. As variáveis qualitativas foram descritas através do cálculo de proporções e percentagens e, em seguida, apresentadas em gráficos de pizza, tabelas, curvas e histogramas.

5-10- ÉTICA

- Os ficheiros utilizados foram utilizados com a máxima discrição.
- As informações recolhidas são utilizadas exclusivamente para fins científicos.
- O estudo exigiu a aprovação do comité de ética nacional: foi enviada uma carta ao Presidente do Comité de Ética dos Camarões.
- Foi enviada uma autorização de inquérito ao Diretor-Geral do Hospital de Ginecologia, Obstetrícia e Pediatria de Yaoundé.

CAPÍTULO 6: RESULTADOS

> **Apresentação da amostra**

[e1]De 1 de janeiro de 2011 a 31 de janeiro de 2012, dos 606 doentes submetidos a cirurgia de urgência, registámos 231 doentes chocados, operados por urgências obstétricas e digestivas, ou seja, 38,11% dos casos de cirurgia de urgência.

Tabela III Repartição das situações de emergência por mês.

Mês	Número de casos de urgência cirúrgica	Número de casos em risco de choque
janeiro de 2011	54	19
fevereiro de 201 1	57	20
20 11 de março	60	23
20 11 de abril	48	14
20 11 de maio	49	22
20 11 de junho	38	1 1
20 11 de julho	43	20
20 11 de agosto	33	12
20 11 de setembro	41	18
20 11 de outubro	55	18
novembro de 2011	37	19
20 11 de dezembro	51	17
20 12 de janeiro	40	18
Total	**606**	**231**

Estes 231 doentes em risco de choque tinham sido submetidos a cirurgia por hemorragia gineco-obstétrica ou hemorragia abdominal aguda.

Durante a análise, dado o elevado número de operações de urgência, dividimos os doentes de acordo com as indicações cirúrgicas (Tabela IV).

Tabela IV Repartição dos doentes de acordo com a indicação cirúrgica

Indicações cirúrgicas	Número de pacientes	Percentagem (%)
GEUR	148	64,07
Placenta prévia hemorrágica	33	14,28
Peritonite	18	7,79
Hematoma retroplacentário	12	5,19
Hemostase HRT	9	3,9
Rutura uterina	7	3.03
Obstrução intestinal	2	0,87
Hemoperitoneu pós-operatório	2	0.87
Total	**231**	**100**

A rutura da gravidez ectópica foi a principal patologia suscetível de induzir instabilidade hemodinâmica, com 148 casos (64,07%).

De acordo com os nossos critérios de inclusão, foi selecionado um determinado número de casos para o estudo (Quadro V).

Mesa V Número de doentes incluídos no estudo.

Indicações cirúrgicas	Número de pacientes
GEUR	88
Placenta prévia hemorrágica	19
Peritonite	16
Hematoma retroplacentário	05
Hemostase HRT	05
Rutura uterina	7
Obstrução intestinal	2

Hemoperitoneu pós-operatório	2
Total	**144**

Dos 231 ficheiros que cumpriam os nossos critérios de inclusão, encontrámos 147, incluindo 3 ficheiros incompletos que excluímos. No total, 144 ficheiros foram retidos para este estudo.

6-1- CONSULTA PRÉ-ANESTÉSICA

6-1-1- Distribuição etária dos pacientes

± A idade média dos doentes foi de 29,68 anos 7,69 com extremos de 16 e 80 anos (Figura 3).

Percentagem de doentes

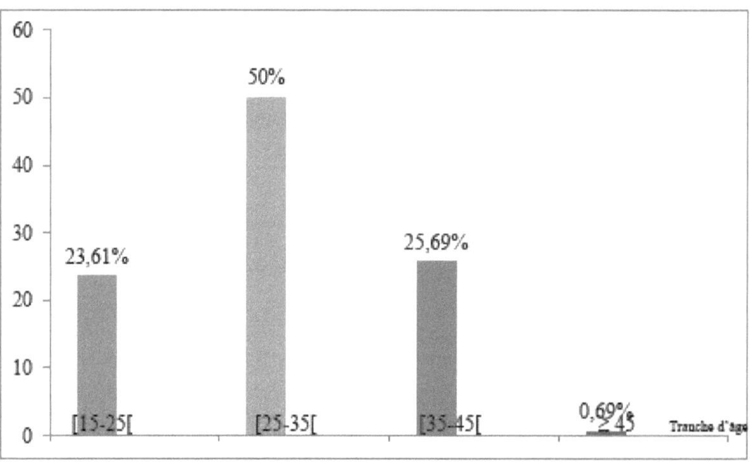

Figura 3D istribuição dos pacientes de acordo com a idade

Metade dos doentes (50%) tinha idades compreendidas entre os 25 e os 35 anos.

6-1-2- Classificação dos doentes de acordo com a ASA$_U$

A Figura 4 mostra a classificação da American Society of Anesthesiologists.

Número de pacientes

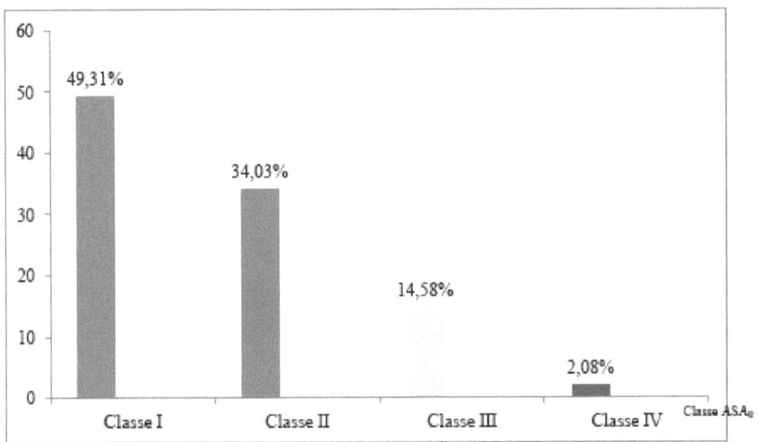

Figura 4 Distribuição dos pacientes de acordo com a classificação ASA

Os doentes ASA I representaram a grande maioria (49,31%) e os doentes ASA II 34,03%.

6-1-3- Classificação dos doentes de acordo com Altemeier

De acordo com o risco de sépsis, utilizámos a classificação de Altemeier dos doentes (Tabela VI).

Tabela VI Classificação de Altemeier dos doentes.

Classe Altemeier	Número de pacientes	Percentagem
Classe I	/	/
Classe II	95	65,97

Classe III	31	21,53
Classe IV	18	12,5
Total	**144**	**100,00**

65,97% dos doentes foram classificados como Altemeier II.

6-1-4- Classificação dos doentes segundo o grau de urgência

Para uma melhor gestão dos doentes hemodinamicamente instáveis, classificámo-los de acordo com o grau de urgência (Figura 5).

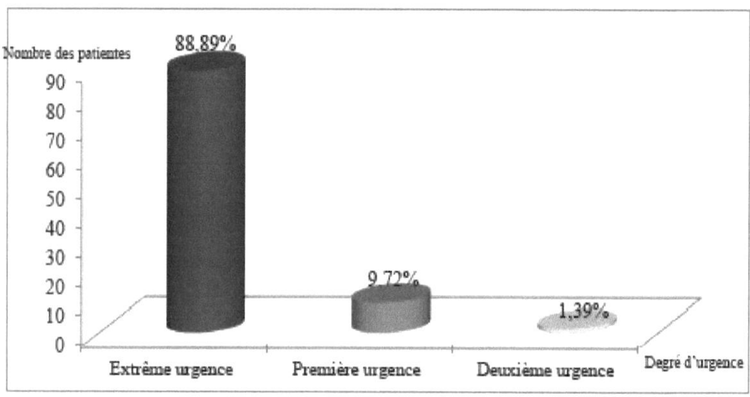

Figura 5C lassificação dos pacientes de acordo com o grau de urgência

88,89% das intervenções foram de emergência extrema.

Cada consulta terminava com a indicação da técnica anestésica a adotar. Foram efectuadas 142 anestesias gerais com intubação orotraqueal e 2 raquianestesias (cesariana por placenta prévia hemorrágica e GEUR).

6-2- CUIDADOS INTRA-OPERATÓRIOS

6-2-1- Controlo

₂Os parâmetros monitorizados em todos os doentes foram: pressão arterial não invasiva (PANI), ECG, frequência cardíaca, Spo e diurese.

6-2-2- Abordagem venosa.

De uma forma harmonizada, determinámos o número de abordagens venosas colocadas em cada doente (Tabela VII).

Tabela VIINúmero de acessos venosos colocados em cada doente.

Número de abordagens venosas	Número de pacientes	Percentagem (%)
1	1	0,69
2	138	95,83
3	5	3,47
>3	/	/
Total	**144**	**100,00**

Em 95,83% dos doentes, foram inseridas duas portas venosas.

6-2-3- Tipos de acesso venoso utilizados

Do ponto de vista técnico e económico, avaliámos o tipo de abordagem venosa utilizada (Quadro VIII).

Tabela VIII Tipo de abordagem venosa utilizada

Tipo de abordagem venosa	Número de abordagens	Percentagem (%)
Cateter venoso central	/	
Cateter venoso periférico de calibre 24 (Cathelon G24)	/	/
Catelão G22	08	2,74
Catelão G20	32	10,96
Catelão G18	245	83,90
Catelão G16	07	2,40

Cathelon > G16	/	/
Total	**292**	**100**

Os cateteres periféricos de calibre 18 foram utilizados em 83,90% dos acessos venosos.

6-2-4- Indução anestésica

O quadro IX resume os diferentes hipnóticos utilizados na indução anestésica.

Tabela IX Hipnóticos utilizados na indução anestésica

Hipnóticos	Número de pacientes	Percentagem (%)
Thiopenthotal	63	44,37
Propofol	02	1,41
Cetamina	77	54,23
Etomidato	/	/
Total	**142**	**100,00**

A cetamina (54,23%) e o tiopental (44,37%) foram os principais hipnóticos utilizados na indução anestésica.

> **Morfínicos utilizados na indução anestésica**

O fentanil foi utilizado para a indução anestésica em 137 doentes (96,47%) e 5 doentes (3,52%) não receberam morfina para a indução anestésica,

> **Curares utilizado na indução anestésica**

Mesa X Curares utilizados na indução anestésica

Curares	Número de pacientes	Percentagem (%)
Brometo de vecurónio	51	35,92
Succinilcolina e depois Vecurónio	38	26,76
Cisatracuriun	26	18,31
Succinilcolina e depois Cisatracuriun	11	7,75
Succinilcolina	16	11,27
Total	142	100,00

O principal curare utilizado na indução anestésica foi o vecurónio isolado (35,92%) ou precedido de succinilcolina (26,76%).

> ➢ **Indução de raquianestesia**

µA combinação de Bupivacaína l0mg+Fentanil 25 ga foi utilizada em duas doentes jovens (25 e 30 anos) com placenta prévia e rutura de gravidez ectópica, respetivamente.

6-2-5- Manutenção da anestesia geral

Os anestésicos utilizados para a manutenção da anestesia foram essencialmente representados pelo isoflurano e pelo halotano (Tabela XI).

Tabela XI Anestésicos utilizados na manutenção da anestesia

Medicamentos	Número de pacientes	Percentagem (%)
Thiopenthotal	1	0,70
Cetamina	7	4,93
Isoflurano	96	67,61
Halotano	35	24,65
Não	3	2,11
Total	142	100,00

6-2-6- Controlo intra-operatório

A pressão arterial sistólica na indução foi em média 117 ± 25 mmHg. A frequência cardíaca média na indução foi de 100±17 ciclos por minuto.

> **Estado hemodinâmico dos doentes na indução anestésica**

O estado hemodinâmico dos doentes aquando da indução anestésica é apresentado no Quadro XII.

Tabela XII Estado hemodinâmico dos doentes aquando da indução anestésica

Instabilidade hemodinâmica	Número de pacientes	Percentagem (%)
Hipotensão (PAS<100mmHg)	17	11,81
Bradicardia (Fc<60/min)	/	/
Taquicardia (Fc>100mmHg)	49	34,03
Hipotensão + Bradicardia	/	/
Hipotensão + taquicardia	11	7,64
Hipertensão (PAS>140)	12	8,33
Hipertensão + Bradicardia	/	/
Hipertensão +Taquicardia	5	3,47
Total 1 (Hemodinamicamente instável)	94	65,28
PAS normal e Fc normal	50	34,72
Total	144	100

Noventa e quatro doentes (65,28%) apresentavam um estado hemodinâmico instável (pressão arterial sistólica e/ou frequência cardíaca anormais).

A variação média da pressão arterial durante o procedimento foi de 34,39% ± 18,65, com uma variação média da frequência cardíaca de 28,88% ± 17,95.

> **Variação da PAS intra-operatória**

As alterações da pressão arterial sistólica (PAS) durante a operação forneceram informações sobre o estado hemodinâmico dos doentes (Figura 6). ≥ 30

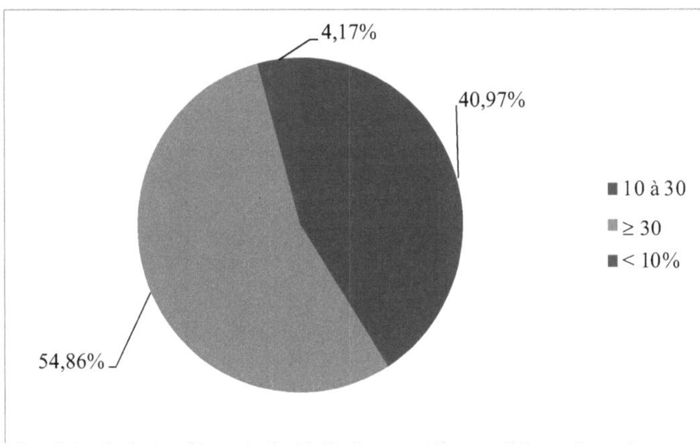

Figura 6 Variação da pressão arterial sistólica (PAS) no intra-operatório.

≥A variação da pressão arterial intra-operatória foi de 30% em 54,89% dos pacientes.

> **Variação intra-operatória da PAS de acordo com o hipnótico utilizado na indução anestésica**

A variação intra-operatória da PAS de acordo com o hipnótico utilizado na indução anestésica permitiu-nos comparar a relação entre o Penthotal e a Cetamina (Tabela XIII).

Tabela XIII Variação intraoperatória da PAS de acordo com **o hipnótico** utilizado na indução.

Hipnóticos	Variação	P
Pentotal (63 pacientes)	34,87±19,70	0,15
Cetamina (77 pacientes)	34,38 ±18,19	
Variação total média (144 pacientes)	34,39%±18,65	

A variação da PAS no intra-operatório não foi estatisticamente diferente quando se utilizou pentotal ou cetamina para a indução anestésica (34,87% VS 34,38%) P = 0,15, ou seja, P > 0,05 de acordo com o teste ANOVA.

> **Variação intra-operatória da PAS de acordo com o hipnótico utilizado na indução anestésica**

A variação intra-operatória da PAS de acordo com o anestésico utilizado para a manutenção da anestesia deu-nos uma ideia da melhor estabilidade hemodinâmica (Tabela XIV).

Tabela XIV Variação intra-operatória da PAS de acordo com o anestésico utilizado para manutenção da anestesia

Anestésico	Variação PAS%	P
Cetamina (7 pacientes)	42,14±17,81	
Isoflurano (96 pacientes)	33,97±18,90	
Halotano (35 pacientes)	35,09±19,18	
Variação total média (144 pacientes)	34,39%± 18,65	0,94

O isoflurano produziu a melhor estabilidade hemodinâmica com uma variação média de 33,97%. Registou-se uma variação significativa da PAS durante a manutenção anestésica com cetamina (42,14%) P = 0,94, ou seja, P > 0,05 de acordo com o teste ANOVA.

6-2-7- Reanimação intra-operatória

Os fluidos administrados no intra-operatório foram cristalóides e colóides, respetivamente (Figura 7).

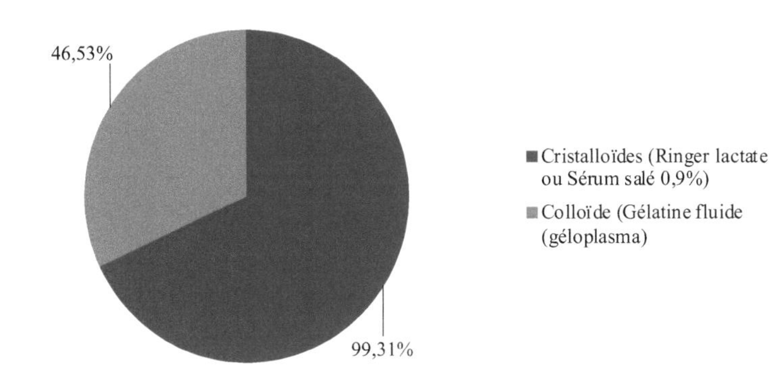

Figura 7 Qualidade dos fluidos administrados no intra-operatório

O enchimento vascular intra-operatório com cristaloides foi efectuado em 99,31% (143 doentes) e 46,53% (67 doentes) necessitaram de coloides.

> **Quantidade de fluidos administrados no intra-operatório**

Os pacientes receberam uma média de 2425 ml ± 739 ml de cristaloide no intra-operatório e 337 ml ± 422 ml de fluido de gelatina (Geloplasma).

> **Distribuição dos doentes de acordo com a quantidade de cristalóides recebidos no intra-operatório**

Também dividimos os pacientes de acordo com a quantidade de cristaloide recebida no intra-operatório (Tabela XV).

Tabela XV Distribuição dos pacientes de acordo com a quantidade de cristaloides recebidos no intraoperatório

Quantidade (ml)	Número de pacientes	Percentagem (%)
0	1	0,69
500- 1000	5	3,47
1500-2000	57	39,58
2500-3000	63	43,75

3500-40QO	17	11,81
>4000	1	0,69
Total	**144**	**100**

A maioria (83,33%) dos doentes recebeu entre 1500 e 3000 ml de cristaloide no intra-operatório.

> **Distribuição dos doentes de acordo com a quantidade de colóides recebidos no intra-operatório**

A distribuição dos doentes de acordo com a quantidade de colóides recebidos no intra-operatório permitiu-nos identificar as diferentes necessidades (Quadro XVI).

Tabela XVI Distribuição dos doentes de acordo com a quantidade de colóides recebidos no intra-operatório

Quantidade (ml)	Número de pacientes	%
0	77	53,47
500- 1000	63	43,75
1500-2000	4	2,78
>2000	/	/
Total	**144**	**100**

Verificamos que 53,47% dos doentes não receberam coloides no intra-operatório.

> **Transfusão de produtos sanguíneos**

Foram transfundidos produtos sanguíneos em 40 doentes (27,78%).

> **Qualidade dos produtos sanguíneos transfundidos**

Como não há substituto para o sangue, os produtos sanguíneos transfundidos foram distribuídos da seguinte forma (Tabela XVII).

Tabela XVII Qualidade dos produtos sanguíneos transfundidos

Produto sanguíneo	Número de pacientes	Percentagem (%)
Glóbulos vermelhos	24	60,00
Glóbulos vermelhos e sangue total fresco	10	25,00
Sangue total fresco	6	15,00
Outros	/	/
Total	**40**	**100,00**

Os produtos sanguíneos transfundidos consistiram principalmente em concentrados de glóbulos vermelhos ou sangue total fresco.

Estes doentes receberam uma média de 2 U de produtos sanguíneos, com extremos de uma e cinco unidades.

> ➤ **Perda de sangue intra-operatória**

A perda de sangue intra-operatória foi estimada numa média de 1437 ml ± 877 ml.

6-2-6- Duração da intervenção cirúrgica e da anestesia

A duração média da cirurgia foi de 85,72 min ± 39,06 min e a duração média da anestesia foi de 101,13 min ± 41,76 min.

6-2-7- Incidentes e acidentes durante a cirurgia

Registámos um caso de paragem cardíaca durante a indução anestésica de hemostase em histerectomia por hematoma retroplacentário numa doente de 29 anos sem antecedentes. A prevalência de incidentes foi de 0,69%. Foi efectuada massagem cardíaca externa, enchimento vascular com 2000ml de solução de Ringer lactato e 500ml de líquido gelatinoso (geloplasma) com administração de adrenalina e atropina. O paciente recebeu 2 unidades de concentrado de hemácias e 3 unidades de sangue total fresco no intra-operatório.

6-3- PRESCRIÇÃO PÓS-OPERATÓRIA

6-3-1- Fluidos electrolíticos intra-operatórios e transfusão

A prescrição média diária de cristaloides no pós-operatório foi de 1732,64 ml ±585,11 ml.

Apenas um doente recebeu coloides no pós-operatório (500 ml de gelatina-fluido).

Vinte e sete doentes (18,75%) foram transfundidos no pós-operatório, principalmente com concentrado de glóbulos vermelhos.

6-3-2- Prescrição de antibióticos

Tabela XVIII Antibióticos prescritos

Antibióticos	Número de pacientes	Percentagem
Ácido clavulânico + amoxicilina	108	75%
Ceftriaxona + gentamicina + metronidazol	16	11,11%
Ampicilina + gentamicina + metronidazol	5-	3,4f%
Outros (ciprofloxacina)	15	10,41%
Total	**144**	**100%**

A tabela mostra que 75% (108) dos doentes receberam uma combinação de ácido clavulânico e amoxicilina como antibióticos.

6-3-3- Prescrição de analgésicos

Pintura XIX Analgésicos prescritos

Analgésicos	Número de pacientes	Percentagem
Paracetamol + tramadol + n.orfina	4	2,7%
Paracetamol + tramadol	26	18,05%
Tramadol + Diclofenac + Paracetamol	34	23,61%
Tramadol + Diclofenac	12	8,33%

Metamizol sódico + Morfina	1	0,69%
Diclofenac + Paracetamol	2	1,38%
Metamizol sódico + tramadol + cetoprofeno	31	21,52%
Metamizol sódico + tramadol	15	10,41%
Paracetamol + tramadol + Cetoprofeno + Morfina	9	6,25%
Novalgina + cetoprofeno + acupan	1	0,69%
Metamizol sódico + Cetoprofeno	2	1,38%
Tramadol isolado	2	1,38%
Paracetamol isolado	1	0,69%
Metamizol sódico + Paracetamol + Tramadol + Cetoprofeno	4	2,77%
Total	**144**	**100%**

O analgésico mais frequentemente prescrito foi uma combinação tripla (Tramadol + Diclofenac + Paracetamol) em 23,61% dos doentes.

6-3-4- Prevenção das úlceras de stress

A prevenção das úlceras de stress foi sistemática em todos os doentes e consistiu em 73% de ranitidina (azantac), 17% de cimetidina e 10% de omeprazol.

6-3-5- Prevenção da doença tromboembólica

[ème]A doença tromboembólica foi prevenida em todos os doentes através do levantamento precoce, do uso de meias varicosas e da prescrição de Enoxaparina a partir das 8 horas de pós-operatório.

6-3-6- Acompanhamento pós-operatório dos doentes

- Todos os doentes foram monitorizados nos cuidados intensivos imediatamente após a operação.

6-4- DESENVOLVIMENTOS

Não registámos qualquer morte no bloco operatório ou na sala de cuidados pós-intervencionistas.

Mesa XX Distribuição dos doentes de acordo com a duração do internamento e a progressão da doença

Duração do internamento hospitalar / Evolução	D0-J10	J10-J20	J20 e superior	Total	%
Cura	80	40	22	142	98,61%
Mortes	1	0	1	2	1,38%'

emeeneDois casos de óbito (1,39%) ocorreram no pós-operatório, em pacientes com 34 e 36 anos, respetivamente, nos dias 8 e 38 de pós-operatório, após laparotomia por peritonite.

CAPÍTULO 7: DEBATES

7-1- LIMITES DO ESTUDO

O nosso estudo é limitado pelos problemas colocados pelos estudos retrospectivos:

- ficheiros incompletos e inadequados,

- registos que não contenham todos os dados da ficha técnica,

- um sistema de arquivo que dificulta a pesquisa,

- estas omissões introduzem preconceitos na recolha de dados.

7-2- DOENÇAS E SUA INCIDÊNCIA

No nosso trabalho, o GEUR representa 64,07% dos casos e é a principal patologia suscetível de induzir instabilidade hemodinâmica. NOTO. R [65] colocou a placenta prévia em primeiro lugar. DADAO F, [22] encontrou uma frequência bastante estável na ocorrência de hematoma retro placentário, (5 por 1000 gravidezes na sua forma grave) enquanto que se estima que a placenta prévia hemorrágica ocorra em 1% das gravidezes.

7-3- IDADE

O grupo etário entre os 25 e os 35 anos representou 50% do nosso estudo. Este é o período preferido para uma boa maternidade e uma sexualidade intensa, daí a abundância de gravidezes ectópicas com rutura. No entanto, consultas pré-natais bem acompanhadas podem ajudar a evitar uma variedade de complicações, incluindo gravidez ectópica, hematoma retroplacentário e placenta prévia hemorrágica. Esta faixa etária (25 - 35 anos) é equivalente à amostra de Maurice LAMY 144 casos [46] e GOUIN 144 casos [35]. Esta idade é também comparável à de BALAGNY et al [5] que encontraram uma idade média de 20 anos correspondente aos casos de sépsis pós-aborto.

7-4- CONCLUSÃO DA ANESTESIA

- **Pontuação Alteimeir :**

É utilizado para avaliar o risco de sépsis.

No nosso estudo, 65,97% dos doentes eram Alteimeir II. Este facto é facilmente compreendido em relação à distribuição das patologias de acordo com a sua incidência.

As pacientes com Alteimeir II beneficiam de um curso curto de antibióticos (48 horas no máximo). No entanto, na nossa amostra de gravidezes ectópicas rotas, que apresentam muito frequentemente salpingite com germes intracelulares, alguns autores recomendam a administração de antibióticos a estas pacientes no pós-operatório. Esta antibioterapia adaptada actua sobre os germes intracelulares (clamídia).

- Classificação ASA

Foram propostas várias classificações, a mais importante das quais é a classificação da Sociedade Americana de Anestesiologistas (ASA).

O risco aumenta da classe I para a classe V [67].

No caso dos doentes hemodinamicamente instáveis, a maioria era ASA 2 (49,31%) ou ASA 1 (34,03%), valores semelhantes aos de Léonard L. et al. que os consideram como doentes de estômago cheio [52, 53].

- Grau de urgência

Por analogia com **a** classificação LARCAN [65], dividimos as patologias encontradas no nosso estudo por grau de urgência. Esta classificação permitiu-nos avaliar o prognóstico vital e compreender a necessidade de tratamento imediato.

Encontradas em 88,89% dos casos, as emergências absolutas foram de longe as mais frequentes, de acordo com o estudo de DESMONTS J-M que afirma que 15,5% das anestesias em França são realizadas como emergências, e a maioria é realizada em doentes hipovolémicos ou hemodinamicamente instáveis [25]. Este facto pode ser explicado pela natureza imprevisível de algumas destas condições, como a rutura de uma gravidez extra-uterina, hematoma retroplacentário, placenta prévia e peritonite. uPara além disso, os doentes ASA I que apresentavam uma emergência extrema no início podem ser agravados na enfermaria.

7-5- TÉCNICA ANESTÉSICA

No contexto da urgência, os pacientes são geralmente indivíduos de estômago cheio, com um risco de síndroma de inalação significativo. É por esta razão que se recorre à anestesia geral com entubação orotraqueal.

- O período de jejum pré-operatório é frequentemente observado.

- A dor, os traumatismos físicos e o stress tornam o trânsito digestivo mais lento. O risco de inalação é elevado. No nosso estudo, 98,48% dos pacientes foram submetidos a anestesia geral com intubação orotraqueal. Este facto está de acordo com a amostra CUMMINSRO étal. [21].

No entanto, 1,38% ou 2 doentes receberam raquianestesia para cesariana com placenta prévia hemorrágica e RGEU, respetivamente. Neste contexto de emergências obstétricas e digestivas em doentes em estado de choque, a raquianestesia não está indicada devido à vasoplegia que provoca. No entanto, seria importante utilizar protocolos pré-estabelecidos.

7-6- GESTÃO INTRA-OPERATÓRIA

O período intra-operatório consistiu em :

- abertura do bloco operatório;
- acolher e instalar o doente ;
- condicionamento ;
- realização da indução ;
- manutenção da anestesia e reanimação pré-operatória ;
- despertar e transferência para a sala de cuidados pós-operatórios.

❖ **Abertura do bloco operatório, receção e instalação**

Em França, é regido pelo decreto de 05 de dezembro de 1994 e pelo despacho de 03/10/1995 [66].

A preparação do local da anestesia implica a elaboração de uma lista de controlo. No contexto do nosso estudo, foi difícil verificar a utilização sistemática da lista de controlo, da receção e da instalação, uma vez que se tratou de um estudo retrospetivo.

❖ **Condicionamento [52]**

Consistia em :

- a colocação de duas linhas venosas periféricas de grande calibre para permitir a administração rápida e fácil de soluções e produtos anestésicos. No nosso estudo, 95,83% dos doentes beneficiaram da colocação de duas portas venosas.

- Os parâmetros monitorizados nos doentes incluíam: pressão arterial, frequência respiratória, saturação, eletrocardiograma e diurese;

- pré-medicação antiácida com citrato de sódio ;

- manter o aspirador ao alcance da mão ;

- a presença de sida antes do início da fase de indução.

❖ **A condução da indução [54]**

Foi marcada por uma indução por esmagamento que consiste numa pré-oxigenação eficaz para assegurar uma reserva suficiente de oxigénio nos pulmões para cobrir o período entre a indução anestésica e a colocação do tubo de intubação. Segue-se **a manobra de Sellick**, que consiste em exercer pressão sobre a cartilagem cricoide antes da indução, a fim de controlar a regurgitação do conteúdo gástrico para a faringe [54]. É por isso que o técnico de anestesia deve estar atento para evitar incidentes e acidentes relacionados à anestesia durante a indução, o que está de acordo com os estudos realizados por Tiogo C. et al. em Yaoundé em 1997.

7-7- ADMINISTRAÇÃO DE MEDICAMENTOS

Isto corresponde à indução efectiva da anestesia geral.

No entanto, os hipnóticos intravenosos em dose anestésica: cetamina em 54,23% e pentotal em 44,37% foram os hipnóticos utilizados na indução anestésica. No entanto, o cloridrato de etomidato é o fármaco mais indicado em estados de instabilidade hemodinâmica, pois proporciona um bom equilíbrio farmacocinético e farmacodinâmico. No entanto, este composto não está disponível nos países subdesenvolvidos. No entanto, a cetamina é utilizada nesta indicação devido à estabilidade hemodinâmica que proporciona e ao facto de ser mais barata e mais facilmente disponível. É menos provável que o tiopental cause instabilidade hemodinâmica do que o propofol, especialmente quando administrado numa concentração baixa e a uma velocidade lenta.

Para os curares em dose de intubação, o brometo de vecurónio a 35,92% ou precedido da administração de celocurina a 26,76% foi o principal curare utilizado para a indução anestésica. No entanto, em anestesia com o estômago cheio, deve ser realizada uma indução por esmagamento com um curare despolarizante como o suxarnetónio (celocurina*) com uma curta duração de ação. Em seguida, após a intubação, deve ser administrado um curare com uma duração e início de ação médios, como o brometo de vecurónio (norcuron*). No entanto, a celocurina não está amplamente disponível nos nossos hospitais, ao passo que o brometo de vecurónio é atualmente mais barato e mais utilizado no nosso país.

Após a intubação, foi administrada morfina para completar a anestesia. Foi inserida uma sonda nasogástrica, caso não tivesse sido efectuada no pré-operatório, seguida de reanimação intra-anestésica.

7-8- MANUTENÇÃO DA ANESTESIA [75]

Baseia-se em:

- A narcose foi mantida com 67,61% de isoflurano. O isoflurano era o halogéneo mais disponível e mantinha uma boa estabilidade hemodinâmica, ao contrário do halotano, que se esgotava com mais frequência.

- re-injeção de curare conforme necessário para o relaxamento muscular durante a cirurgia,

- manutenção da analgesia através de re-injecções de morfina,

- controlo da ventilação,

- enchimento e compensação de perdas,

- Foi necessário monitorizar a posição do tubo traqueal, a pressão do cuff, a saturação e a aspiração gástrica e orofaríngea [75].

7-9- MONITORIZAÇÃO INTRA-OPERATÓRIA

- Tensão arterial sistólica

A medição da pressão arterial é uma parte essencial da monitorização da anestesia, seja ela geral ou loco-regional. A interpretação das alterações conjuntas da pressão arterial e da frequência cardíaca pode ser usada para diagnosticar instabilidade hemodinâmica, anestesia demasiado profunda ou anestesia insuficiente [25, 28].

- Estado hemodinâmico dos doentes na indução anestésica

Os efeitos da anestesia na regulação da pressão arterial: há 25 anos, Bristow mostrou que a anestesia deprime o controlo barorreflexo da frequência cardíaca em humanos [53]. Esse modelo de estudo permitiu avaliar os efeitos de quase todos os agentes anestésicos. Em nosso estudo, 74 pacientes (65,28%) apresentavam um estado hemodinamicamente instável, e a variação durante a operação foi de 34,39% ± 18,65 com uma variação média da freqüência cardíaca de 28,88% ± 17,95.

Para além disso, a variação da pressão arterial intra-operatória foi > 30% em 54,86% dos doentes. Resultados semelhantes foram obtidos com anestésicos intravenosos. O tiopental e o propofol tiveram menos efeito no controlo barorreflexo da frequência cardíaca do que o halogéneo. A cetamina e o etomidato têm efeitos muito modestos.

A resposta barorreflexa altera-se ao longo do período operatório. No nosso estudo, a variação da pressão arterial sistólica no período intra-operatório não foi estatisticamente diferente quando se utilizou pentotal ou cetamina na indução anestésica (34,87% vs 34,38%).

- Variação intra-operatória **da** pressão arterial sistólica em função do anestésico utilizado Os halogéneos têm um efeito depressor dependente da concentração. O halotano é o halogéneo mais depressivo, seguido do enflurano e do isoflurano.

No nosso estudo, o isoflurano produziu a melhor estabilidade hemodinâmica, com uma variação média de 33,97%, e houve uma variação significativa da PAS durante a manutenção anestésica com cetamina (42,14%).

A conseqüência mais óbvia dos efeitos depressores da anestesia na regulação da pressão arterial é uma redução na tolerância à hemorragia. O efeito depressor dos anestésicos sobre o barorreflexo deve, portanto, ser temido em termos de sua integridade funcional [25].

7-10- REANIMAÇÃO INTRA-OPERATÓRIA

- Ingestão intra-operatória de fluidos e electrólitos

A hipovolémia absoluta é superior à hipovolémia relativa, como observado pela maioria dos autores. Este facto é consistente com etiologias de origem hemorrágica ou desidratação, ou ambas, necessitando de produtos de enchimento como o Ictato de Ringer, sangue, Geloplasma, soro fisiológico e outros [16, 45, 67].

Quando a etiologia é hemorragia e desidratação, administram-se lactato de Ringer e geloplasma, consoante o grau de hipovolémia, enquanto se aguarda a chegada do sangue [46]. A obtenção de sangue requer testes e monitorização adequada. A quantidade de cristalóides (Ringer Iactato) consumida foi de 2425 mais ou menos 739ml no intra-operatório e 337 mais ou menos 422ml de gelatina fluida. A maioria (83,33%) dos pacientes recebeu entre 1500 e 3000ml de cristaloide no intra-operatório. De notar que 53,47% dos doentes não receberam colóides no intra-operatório. A transfusão de produtos sanguíneos consistiu maioritariamente em concentrado de glóbulos vermelhos ou sangue total fresco. Estes doentes receberam uma média de duas unidades de hemoderivados, com extremos de 1 e 5 unidades.

7-11- INCIDENTES E ACIDENTES

Registámos um caso de paragem cardíaca durante a indução anestésica de uma histerectomia por hemostase sobre um hematoma retroplacentário numa doente de 29 anos sem antecedentes, o que dá uma prevalência de incidentes de 0,69%. Foi efectuada massagem cardíaca externa, enchimento vascular com 2000 ml de solução de Ringer lactato e 500 ml de líquido gelatinoso (geloplasma) com administração de adrenalina e atropina. O paciente recebeu 2 unidades de concentrado de hemácias e 3 unidades de sangue total fresco no intra-operatório [25].

7-12- DESPERTAR E EXTUBAÇÃO [6]

Os riscos de inalação persistiram após a indução e também estiveram presentes durante a fase de despertar. BARTHOLOMEUSZ et al. demonstraram que, tanto em adultos como em crianças, a inalação ocorre mais frequentemente no momento da extubação do que durante a indução.

Por este motivo, a extubação foi efectuada nas seguintes condições:

- esvaziamento intra-operatório, o que reduz o volume do co/itenu gástrico,

- despertar total,

- estado de descurarização total,

- antagonização da curarização à menor dúvida, quando todas estas condições estão reunidas. O doente já podia ser extubado aspirando cuidadosamente para a boca e, se possível, colocando o doente em posição lateral.

7-13- PERÍODO PÓS-OPERATÓRIO

O período pós-operatório imediato foi marcado pela gestão do doente na sala de cuidados pós-operatórios. O despertar é uma fase crítica durante a qual ocorre quase metade de todos os acidentes atribuíveis à anestesia [76], como observou TIOGO em 1997 [76].

Devido aos riscos associados aos efeitos residuais da anestesia, às consequências do procedimento efectuado e à patologia pré-existente suscetível de ocorrer durante as primeiras horas após um procedimento terapêutico e/ou diagnóstico sob anestesia geral, é necessária uma monitorização contínua pós-intervenção [76].

Em França, o decreto 94-1050 de 5 de dezembro de 1994 cria legalmente a obrigação de monitorização contínua após a operação numa sala de monitorização pós-intervenção, tal como observado por KANS Field et al durante incidentes envolvendo intubação endotraqueal [42].

- Uma boa instalação

A posição lateral facilita a saída de secreções de um líquido da orofaringe. O mesmo se aplica à posição de decúbito dorsal, com a cabeça virada para um dos lados.

Outros parâmetros como a pressão arterial, a frequência cardíaca, a diurese, o ECG, as linhas venosas, os drenos, os pensos, a temperatura, a dor e a circunferência abdominal foram monitorizados regularmente.

Dentre os testes propostos para avaliar o grau de recuperação das funções vitais, o escore de Aldrete é o mais utilizado [15].

É necessária uma pontuação Aldrete de 10 para que a doente tenha alta da sala de cuidados pós-operatórios e seja transferida para os cuidados intensivos, para a ginecologia ou para a cirurgia.

Em todos os casos, os cuidados pós-operatórios prescritos pelo anestesista foram monitorizados.

7-14 PRESCRIÇÃO PÓS-OPERATÓRIA

➤ Ingestão de líquidos e transfusão no pós-operatório

A prescrição média diária de cristaloides no pós-operatório foi de 1732,64 ml ±585,11 ml.

Apenas um doente recebeu coloides no pós-operatório (500 ml de líquido gelatinoso). Vinte e sete pacientes, ou seja, 18,75% dos pacientes, foram transfundidos no pós-operatório, principalmente com concentrado de hemácias. Isso é um lembrete dos problemas frequentes da anestesia para pacientes hemodinamicamente instáveis [10, 69].

➤ Prescrição de antibióticos

No nosso estudo, 75% (108) dos doentes receberam a combinação de antibióticos amoxicilina + ácido clavulânico [71].

➤ Prescrição de analgésicos

O analgésico mais frequentemente prescrito foi a combinação tripla (Tramadol + Diclofenac + Paracetamol) em 23,61% dos doentes. Este facto está de acordo com a preocupação da OMS em estabelecer uma escala de analgésicos [7].

➤ Prevenir as úlceras de stress

A prevenção das úlceras de stress foi sistemática em todos os doentes e consistiu em 73% de ranitidina (azantac), 17% de cimetidina e 10% de omeprazol. De acordo com estudos realizados por J. ZE MINKANDE et al, as manifestações digestivas do stress aparecem muito rapidamente após uma variedade de agressões, incluindo doenças graves, traumatismos agudos graves e o período pós-operatório. Este estado é observado em 2 a 10% dos doentes internados em cuidados intensivos [68].

> **Prevenção da doença tromboembólica**

erreA doença tromboembólica foi prevenida em todos os pacientes, levantando-se cedo, usando meias de varizes e prescrevendo Enoxaparina a partir das 8 horas de pós-operatório. Durante o primeiro dia de prevenção da trombose nos Camarões, em 29 de fevereiro de 2012, em HGOPY, J. ZE MINKANDE et al. voltaram a salientar a importância da prevenção e do tratamento da doença embólica venosa em cirurgia geral. A imobilidade, o repouso no leito, a paralisia dos membros e outros factores são factores de risco para o tromboembolismo venoso em pacientes que são frequentemente negligenciados [1].

> **Monitorização dos doentes**

Todos os doentes foram acompanhados na unidade de cuidados intensivos imediatamente após a operação, tendo sido seguidos os procedimentos de enfermagem (cuidados bucais, cuidados perineais, cuidados com a pele, mobilização, nutrição, prevenção de úlceras de pressão, etc.).

7-15- RESULTADOS PARA OS DOENTES

A partir do momento em que recebemos estes doentes, devem seguir-se os procedimentos efectuados de acordo com as patologias do nosso contexto, nomeadamente

Procedimentos cirúrgicos no bloco operatório e procedimentos médicos na unidade de cuidados intensivos e maternidade. A evolução dessas patologias foi marcada por 142 curas (98,61%) e 02 óbitos (1,38%).

Isto significa que a gestão dos doentes hemodinamicamente instáveis no Hospital Gineco-Obstétrico e Pediátrico de Yaoundé é rápida, adequada e adaptada à situação de emergência, graças à introdução do pacote mínimo, que é um kit de emergência que inclui os medicamentos e consumíveis necessários para a gestão imediata de um doente no bloco operatório e na unidade de cuidados intensivos.

No entanto, é de notar que a baixa taxa de mortalidade parece estar ligada a uma falta de arquivamento, com a perda de certos ficheiros ou ficheiros incompletos que não mencionam a evolução da doença. Este é um dos vieses dos estudos retrospectivos.

CAPÍTULO 8: CONCLUSÃO E RECOMENDAÇÕES

8-1- CONCLUSÃO

Este estudo forneceu uma visão geral da anestesia em pacientes em choque no contexto de emergências obstétricas e digestivas **no Hospital Ginecológico-Obstétrico e Pediátrico de Yaoundé.**

As patologias essenciais que nos chamaram a atenção foram enumeradas e classificadas. As urgências obstétricas incluíram a rutura de gravidezes ectópicas, a placenta prévia hemorrágica e os hematomas retroplacentários, a histerectomia hemostática, a rutura uterina e o hemoperitoneu. As emergências digestivas incluíram oclusões intestinais e peritonite.

O RGEU foi a principal patologia suscetível de induzir instabilidade hemodinâmica.

Metade dos doentes tinha idades compreendidas entre os 25 e os 35 anos.

A maioria dos pacientes era ASA I ou II, e 88,89% dos procedimentos eram emergências extremas.

Os parâmetros monitorizados foram: ECG, pressão arterial não invasiva, frequência cardíaca, saturação de oxigénio e diurese.

A AG foi a principal técnica anestésica e 65,28% dos doentes chocados encontravam-se no contexto de emergências obstétricas e digestivas.

Nenhuma morte na sala de operações

Tratamento influenciado pela ausência de determinados anestésicos e produtos sanguíneos.

8-2- RECOMENDAÇÕES

Tendo em conta os resultados do nosso inquérito e a fim de dar o nosso contributo para a gestão dos doentes em choque no contexto das urgências obstétricas e digestivas, elaborámos as seguintes propostas:

Ministério da Saúde Pública:
- organizar regularmente acções de formação contínua para o pessoal
- fornecer a cada hospital de referência um kit de emergência para os cuidados imediatos a prestar a doentes em estado de choque em situações de emergência obstétrica e digestiva.

➢ Fornecimento de etomidato aos hospitais e de concentrados de plaquetas e plasma fresco congelado aos bancos de sangue.

À Direção Geral do HGOPY:

➢ organizar a manutenção dos registos anestésicos
➢ criar um sistema de arquivo informatizado que constitua uma boa base de dados para estudos futuros
➢ Manter o sistema de equipamento de monitorização

Estamos também a encorajar um estudo prospetivo semelhante.

REFERÊNCIAS

OBRAS

1. **Amina Wung, Jenerius A, Leke R.J. (2001).** *A case control study of ectopic pregnancies in Yaoundé,* Thèse de Médecine n°3741.

2. **Amstutz P, Guidet B, Simo-Moyo J, (1990).** *Perméabilité capillaire pulmonaire, le point sur la transfusion autclogue,* Arnete éd, Paris, 1 vol: 257- 270,

3. **Andem, (1997).** ère*Remplissage vasculaire au cours des hypovolémies relatives ou absolues,* SFAR; 5 (4), l édition Paris, 3-6.

4. **Ayala et al (1999).** *Choque hemorrágico:* tratamento sintomático e uma nova perspetiva nos cuidados intensivos.

5. **Balagny E. et al, (1993).** ere*Le remplissage vasculaire,* Arnette l édition Paris, 30 - 35.

6. **Bartholomeusz Lucille, (2000).** e*L'Anesthésie à moindre risque,* 2 ediçâo, G mdin Road, impresso na Costa do Marfim.

7. **Bekina K.F. (2008).** *Dissertação de fim de curso. Avaliação da gestão da dor no serviço de receção e urgência do Hospital Central de Yaoundé.*

8. **Ben Ammar M.S. et al, (abril de 2001).** *Journal Maghrébin d'Anesthésie-Réanimation et de médecine d'urgence N°31,* Volume 3, 79.

9. **Bengondo C, Ngoa S, Bengono G, (2001).** *Necessidade de uma sensibilização orientada no tratamento dentário em Yaoundé. Tropical Dent alJournal,* 38-40.

10. **Benhamou D, (1995).** Obstetrical anaesthesia In: SAMUK : Anesthésie Réanimation Chirurgicale. 2 erme edição, Médecine-sciences, Flammarion, Paris; 719-739.

11. **Bernard e Geneviève P., (1989).** *Dictionnaire médical pour les régions tropicales,* République du Zaïre, Missionnaire de Saint Paul.

12. **Binam F, et al, (1997).** *Analyse situationnelle portant sur II03 anesthésies en zone défavorisée.* ème9 conferência médica nacional, Yaoundé.

13. Brunner and suddarth's. (1999).texto com direitos de autor por, J-B - Lippincott company, New-York London Hagerstown, 979-980.

14. **Campbell MJ, Swinscow TDV (7009).** *Statistics and square one,* Nova Iorque: Churchill Livingstone, 39.

15. cne**Carli P et al, (1991)** *Urgences médico-chirugicales de l'adulte,* Maloine 2 édition Paris; 10-12.

16. **Carli-B. P. Riou, (1992).** *Urgences médico-chirurgicales de l'adulte,* publicado por Arnette, 2, rue Casimir Delavigne, 75006, Paris.

17. **Carpentier J. P., (2002).** e*Soins Infirmiers aux urgences et en réanimation, transfusion sanguine n°21,* collections nouveaux cahiers de l'infirmière, 4 edition.

18. **Christophe Prudhomme, (2001).** ème*Déshydratation guide poche des urgences,* Maloine 2 edition, Paris, 124-128.

19. **Clerel M., (1996).** *Catástrofes aéreas.* In Catastrophes: de la stratégie d'intervention à la prise en charge médicale, **Huguenard P,** Edition Encyclopédie médico-chirurgicale, Poitiers, 541-553.

20. **Colliere M.F.,** *Soigner... °Le premier art de la vie,* 2 édition Masson, Paris, Cedex, 2000.

21. **Cumminsro et al (1991).** *Orientações recomendadas para a comunicação uniforme de dados de paragem cardíaca extra-hospitalar:* o estilo Utstein de circulação, 960-75.

22. **Dadao F, (2007).** *Epidemiohgie des urgences obstétricales à l'Hôpital Gynéco-Obstétrique et Pédiatrique de Yaoundé,* Mémoire pour l'obtention du diplôme universitaire de médecine d'urgence, 82.

23 **Davragon, (1984).** *Cahier de l'infirmière ; réanimation,* Ed. Masson.

24. **De Gaspen A, Narcisi S, Mazza E, Bettinelli L, Pavani M, Perrone L, Grugni**
   CCorti A. (S.D). 2 graus Servizio Anestesia Rianimazione Trapianti Addominali, Ospedale NJguarda Ça Granda, Milano, Itália.

25. **Desmonts J-M., (1995).** ᵉᵐᵉ*Risque anesthésique et accidents de l'anesthésie* in: SAMII K.: Anesthésie réanimation chirurgicale 2 édition, médecine- sciences, Flammarion, Paris: 332-339.

26. **Ducassé J. Fuzier R, (1999).** *La prise en charge des malades dans les services d'urgence en 1998.* Actualité en réanimation et urgence, Paris, Elsvier, 255-269.

27. **Duvaldestin PH. et al, (1989).** *Segunda edição revista e aumentada.*

28. **Egic, (1997).** ᵉ*Grandes agressões e distúrbios médicos,* Masson 3 edição Pans, 51-63.

29. **Engel BT e outros, (2005).** ***Laboratry** ofBehavioral sciences, National institute on aging, National Institutes of Health,* Baltimore, MD 21 224. CUIT opin crit care, 11 (3) : 264 -70.

30. **Fontanella J.M., Carli P. et al, (1993).** ***Les** matériels et les techniques de réanimation pré-hospitalière, les unités mobiles hospitalières des Samu,* publicado por Sgerm, coleção médecine d'urgences Samu p. 126 - 127 - 167.

31. **Fortin M. F., (25 de maio de 1996).** *Processus de recherche:* de la conception à la réalisation, Décarie, editora impressa no Canadá.

32. **François G., Carli P. et al, (1990).** *Réanimation et médecine d'urgence,* segunda edição, Masson, Paris.

33. **Gauthier P. Lafaye, (1990).** *Ane.thésie générale,* publicado por Masson, Paris, Milão, Barcelona, México.

34. **Gines, P. Tito L, Arroyo V, Planas R, Panes J, Viver J, et al,** (1988). *Randomized comparative study of therapeutic paracentesis with and without intraveinous albumin in cirrhosis.* Gastroenterologia, 94: 1493-504.

35. **Gouin F et al, (1975).** ᵉᵐᵉ*Précis d'anesthésie,* 2 edition Masson Paris, 286 -299.

36. **Grosclaude M.,** (2002). *Réanimation et coma, soins psychiques et vécu du patient,* Masson, Paris, Cedex 06.

'37. **Guidet B, Guerin B, Maury E, et al, (1990).** *Fuga capilar complicada por síndrome compartimental que necessita de cirurgia.* Intern Care Mad, 332-333.

38. **Guyton GA, Lindesy WA, (1959).** *Efeito da pressão atrial esquerda elevada e da diminuição da concentração de proteínas plasmáticas do desenvolvimento do chá no edema pulmonar.* Cire Res. 619-657.

39. Harouna Y, Saidou B., (2000). *Perfurações tifóides: aspectos clínicos, terapêuticos e prognósticos.* Estudo prospetivo de 56 casos. Médecine d'Afrique noire: 47(6).

40 International Group for the study of ascites in cirrhosis comparison of albumin, dextran-70 and hemaccel in the prevention of effective hypovole°iia in cirrhotic patients with ascites treated with paracentesis. Um estudo multicêntrico aleatório, parte dois (resumo). Hepatologyl995; 22:220A.

41. Kaboro **M. et al, (2005).** *Emergency anaesthesia, Hôpital Général de Référence Nationale,* N'Djamena (Chade), 6.

42. Kans Field et al (1990). *Incidence of blooding after oral endotracheal intubation (Incidência de sangramento após intubação endotraqueal oral). Anesthesiology,* 43-45.

43. **Kimessoukie E., (2008).** *Guide d'apprentissage de la démarche des soins infirmiers.*

44. **King H. M. et al, (1988)** *Eléments d'anesthésie pratique,* Ârnette Paris, 30-40.

45. **Lamy M., (2005).** *ereQuand et quelle liquide prescrire en intraveineux,* 1 édition Cedex Paris; 10-12.

46. **Lansac et al, (2002).** *Hypovolaemia In: pratique de la P. V.C.* Collection pour le praticien, Masson Paris, 423 - 448.

47. **Laxenaire MC, Charpentier Cn Feldman L et al, (1991)** *Réaction anaphylactoïde aux substituts colloïdaux du plasma :* Incidence, facteur de risque, mécanismes, enquête prospective multicentrique française, ed, Fr, Anesth Réanim. 310.

48. **Legulluche T, Carsin H, et al (1989).** *Remplissage vasculaire chez les brûlés,* Réa, Soins intens, 331.

49. **Lemaire F., (1987).** *eLa ventilation artificielle n°4,* 2 tirage, collection d'anesthésiologie et réanimation.

50. **Lennon P, (1975).** *èmeConduite de l'anesthésie générale .Protocole du massachusetts général Hospital* Pradel 2 édition, Pans, 209 - 219.

51. **Léonard L. Fareston et al, (2006).** *emeManuel d'anesthésie clinique, protocolo do hospital geral de Massachusetts,* 3.ª edição Pradel.

52. **Lontchi Simo V.A., (2008).** *Dissertação final: gestão anestesiológica do sujeito com o estômago cheio,* caso do Hospital de Ginecologia, Obstetrícia e Pediatria de Yaoundé, 60.

53. **Manelli J.C, Badetti C., et al, (1997).** *Resuscitation and anaesthesia in burn patients,* Encyclopédie, Med, Chir, (Elsevier, Paris), Anesthésie -Réanimation.

54. **Maipeau, F. Sergent, B. Resil, E. Verspyck, B. Rachet, E. Clavier, (2004)** *Conférence d'actualisation, Congrès d'anesthésie et de réanimation,* Edition Elsevier, 624-634.

55. **MBU R, (2004).** *Topos do Hospital Central*

56. **Moore F.D, (1966).** *Metabolic care of the surgical patient,* 1 vol, 1011P; W.B. Saundersco.) Philadelphia and London.

57. **Morin Y., (1997).** *Petit Larousse de la Médecine.* Edição Larousse Paris; 460.

58. **Moss GS, Cochin A, et al. (2011).** *Ejects of saline and colloid solution on pulmonary function in hemorrhagic shock.* Surg Gyneco Obstet, 53-58.

59. **Ngah Ngah S., (2009).** ᵉᵐᵉ*Bioestatística e Epidemiologia,* Universidade Católica de África Central, licença de 3 anos.

60. **Nkoum B. A., (1999).** *Construir, conduzir e gerir um projeto pedagógico.*

61. **Nkoum B. A., (2009)** *De l'évaluation scolaire à l'évaluation des pratiques professionnelles en santé*; tese de doutoramento; Université Aix-Marseille I - Université de Provence.

62. **Nkoum B. A.,** (2005). *Iniciação à investigação: uma necessidade profissional,* Presses de FUCAC (PUCAC).

63. **Noto R, Huguenard P, Larcan A, (1994).** *Médecine de catastrophe,* Edition Masson, 228-241.

64. **Noumssi, (2010).** ᵉᵐᵉ*Filosofia/Modelo/Desenho científico no ciclo de licenciatura em ciências da infância,* 3 ano na Universidade Católica da África Central em Yaoundé.

65. **OMS, (1998).** ᵉᵐᵉRelatório sobre a Saúde Mundial 1998: A vida no século XXI, uma perspetiva para todos, 167-168.

66. **Oxymag, (2005).** *Journal d'information professionnel des Infirmiers anesthésistes.* Edição Masson Paris; 25(85): 9-15.

67. Primeiro Dia da Medicina de Emergência e Catástrofe nos Camarões, 2005, de 24 a 25/11/2005: 24.25.

68. Projeto SOU/DSMI-UNICEF, **(janeiro de 2000).** *Protocolo de anestesia e reanimação obstétrica:* centro de saúde.

69. **Prudhomme C., (2003).** ᵉ*Guide poche des urgences,* 2 édition Maloine, 3, 12, 46.

70. **Robert D., Robert M. et al, (1991).** *Oxygénothérapie de longue durée. Hypoxémie chronique grave,* publicado por Masson, Paris, Milão, Barcelona, Bona.

71. **Saint-Maurice CL, (1992).** *Pharmacologie.* Volume II cours d'ISAR, Arnette edição n°5415, Impresso em França.

72. **Sauvageon X, Viard P. (1994).** *Les produits de l'Anesthésie. Doin* Editeur 6, rue de Mézière 75006 Paris, 4-10.

73. **Schwartz D. (1996).** [en] *Méthodes statistiques à l'usage des médecins et des biologistes,* 4 edition, Flammarion.

74. **Simo Moyo J., Soh J., Afanc Ela A., (1996).** *Anaesthesia and caesarean section in 50 cases at Yaoundé University Hospital,* Médecine d'Afrique noire, 411-416.

75. **Tiogo Christophe, (1997).** *Incidents et accidents liés à l'anesthésie à Yaoundé:* thèse médecine, Yaoundé.

76. **Tramer MR, (2001).** *Uma abordagem racional para o controlo de náuseas e vómitos pós-operatórios:* evidência de uma revisão sistemática,

77. **Valleron A.J. (2007).** *Bio statistique,* Hammarion.

78. **Virginia Henderson. LE, M.A. (1997).** *Fundamentals of Nursing,* Imprimerie Suisse. Genebra.

79. **Zarins CK, Rice CL, et al (1982).** *Lymoh and pulmonary response to isobaric reduction in hemorrhagic shock.* AR Liss Inc, Nova Iorque, 31-50.

REVISTAS E ARTIGOS

- **BELLOMO R, Uchimos.** *Instrumentos de monitorização **cardiovascular**:* uso e uso incorreto.

- **BIGATELLO LM Georges E. :** ***Hemodynamic** monitoring : Department ofAnesthesia and critical care,* Massachusetts general Hospital Harvard

- **JALONEN J.**: Invasive haemodynamic monitoring: concepts and practical approaches (Monitorização hemodinâmica invasiva: conceitos e abordagens práticas): Departamento de Anestesiologia, Universidade de Turku.

- **LOUGH ME.** *Introdução à monitorização hemodinâmica:* variações diurnas da pressão venosa central

c- **MADGER** S, *How to use central venous pressure measurements:* M Gill, University Heald.

- Resolução n.º 005/2009 sobre o comité de gestão provisório do Hospital de Ginecologia, Obstetrícia e Pediatria de Yaoundé.

- **WOODROW P.:** *Cateteres venosos centrais e pressão venosa central.* Unidade de Terapia Intensiva de Cuidados Críticos, Kent & Canterbury Hospital, Easl Kent Hospitals NHS Trust.Philip.woodrow@kch-tr-sthames.nhs.uk.

- **GATES LM, Matthay MA:** *"Medições da pressão intravascular central".* Quando é que devemos acreditar nelas?

- **WILSON M, Davis DP, Coimbra R.:** Diagnóstico e monitorização do choque hemorrágico durante a reanimação inicial de doentes com traumatismos múltiplos: uma revisão.

SÍTIO WEB

www.staartunisie.org/medias/pdf/mp_revue_31 .pdf. 20/07/2011

www.santedev.org/biblio/index-php.20/07/2011

www.refbooks.msf.org/MSF__Doco/Fr/clinical__guide/CG__fr.pdf. 20/07/2011

http://www.urgence-pratiquecom/2articles/medic/hemoiTage.htm. 15h45, 25/08/2011

http://www.infirniiers.com/etudiants-en-ifsi/coub/cours-reanimation-le-choc hypervolemie.html.06/09/2011

APÊNDICES

FOLHA NO. _______________

DADOS DO PACIENTE

I- CONSULTA PRÉ-ANESTÉSICA

1-1- Identificação do doente

Data da consulta :

Diagnóstico pré-operatório :

- Nome completo : _________________________________ Idade:

____

- Sexo: _________________ Profissão:

____

Marital status: ____

-Intervention prévue

:____

1-2- História do caso

☐☐☐Médico: HTA Sim Não Diabetes Sim Não ☐

        Gastrite ☐☐Sim Não

☐☐Cirúrgico Sim Não Outro especificar _____________________________

Gynaeco-obstetrics

G.P.____

☐☐Alergia Sim Não Outra especificar _____________________________

☐☐☐☐Toxicológico Álcool Sim Não Tabaco Sim Não

        Autres

        préciser____

☐Transfusão Sim Não ☐

☐Anestesiologia Sim Não ☐

        ☐ AG RA☐

        Autres préciser

____

☐☐Terapêutica Sim Não Outra especificação_____________________________

1-3- Exame físico

Parâmetros vitais: peso (kg)________ altura (m)_________ IMC________

Pressão arterial:_____ Frequência cardíaca______ Frequência respiratória

☐☐Estado geral: conjuntivas: cor pálida muito pálida ☐

       ☐Desidratação: Sim Não ☐

       ☐Astenia: Sim Não ☐

       ☐Perda de peso: Sim Não ☐

Critérios de intubação

- ☐Abertura normal da boca (> 3cm) Sim Não ☐

- ☐Distância tiromentoniana normal (> 6cm) Sim Não ☐

- ☐☐☐Mallampathi I II III IV ☐

- ☐☐Dentição: Dentaduras boas e más ☐

- ☐Mobilidade cervical: normal Sim Não ☐

- ☐Sinal de oração: Presente: Sim Não ☐

Exame cardiopulmonar

☐Tensão arterial sistólica normal (>100mmhg) Sim Não ☐

Pulso normal (< 100 pulsos/min)　　　　☐　　　S im Não ☐

☐Frequência respiratória normal (< 20/min) Sim Não ☐

☐ S PO2 normal (> 95) Sim Não ☐

☐☐Estado venoso periférico Bom Medíocre Mau ☐

☐Varizes dos membros inferiores Sim Não ☐

☐ E dema dos membros inferiores Sim Não ☐

☐☐Auscultação cardiopulmonar normal Sim Não

Autres   à

préciser____

1-4- Exame paraclínico pré-operatório a) Radiografia e eletrofisiologia

Chest X-ray: ____

-ECG:

____

—

-Ultrassom: -Scanner:

____

Autres à préciser____

b) Exame biológico

☐Hemoglobina entre (8 e 10) Anemia moderada Sim Não ☐

☐(> 10) normal Sim Não ☐

☐(< 8) Anemia grave Sim Nome ☐

☐Glóbulos brancos: hiperleucocitose Sim Não ☐

☐Euleucocitose Sim Não☐

☐Hipoleucocitose Sim Não ☐

☐Plaquetas: Trombose (<150.000) Sim Não ☐

☐Trombose grave (<50.000) Sim Não ☐

☐Trombose moderada (entre 50.000 e 100.000) Sim Não ☐

☐Tlirombose ligeira (entre 100.000 e 150.000) Sim Não ☐

☐Nível de protrombina (> 70%) normal Sim Não ☐

Taxa de caulino da cefalina (< 40s em relação ao controlo)　　☐　　Sim Não ☐

☐☐Ureia normal Sim Não Ureia elevada　　☐　　Sim Não ☐

☐☐☐Creatinina normal Sim Não Creatinina elevada Sim Não ☐

☐☐☐Glicose no sangue normal Sim Não Glicose no sangue elevada Sim Não ☐

☐☐☐Hematócrito normal Sim Não Hematócrito elevado Sim Não ☐

☐Tipo de sangue e Rh solicitado Sim Não ☐

1-5- Conclusão da anestesia

☐☐☐☐Alteimeir I II III IV

☐☐☐☐Asa I II III IV

☐Grau de urgência: emergência programada ☐

Autres à préciser____

☐Técnica anestésica AG + IOT RA ☐

Autres à préciser____

II- PREPARAÇÃO PRÉ-OPERATÓRIA EFECTUADA

- ☐Prescrição em jejum Sim Não ☐

-    □P reparação para a reanimação Sim Não □
-    □Antibioticoterapia Sim Não □
-    □Encomenda de produtos sanguíneos Sim Não □
-    Quantidade e qualidade a especificar em U/I____
  - Base globular   □   Sim Não □
  - □- Plasma fresco congelado   Sim Não □
  - Folheto   □   Sim Não □
  - Glóbulo vermelho   □   Sim Não □

III- PRÉ-MEDICAÇÃO

□□Ranitidina Sim Não Quantidade_____________________________________

□□Diazepam Sim Não Quantidade______________________________________

□□Escopolamina   Sim   Não

Quantidade________________________________

Autres   à

préciser____

IV- CUIDADOS INTRA-OPERATÓRIOS

Date   de

l'intervention____

—

Monitorização: TA______________FC ________________ PT

____

□$_2$□ECG   SPO Temperatura □

□   PCV   Outros   a   especificar

____

Linhas venosas e cateteres

□□Linha central Linha venosa periférica Número de linhas__________

□□□□Calibre: G16 G18 G20 G22 G24 □

□Cateter urinário Cateter nasogástrico □

Intraoperative   diagnosis:

____

Indução

□□Pré-oxigenação: ________________ Manobra de SELLICK:

____

☐☐Cetamina: _______________________   Celocurina:

____

☐Fentanil: _______________________   B.   ☐Vecuronium:

____

-Nesdonal : ☐ _______________________   Outros medicamentos : ☐

____

Manutenção anestésica

☐* Reinjecção de tiopental ou cetamina ☐

☐☐☐* Isoflurano Halotano Fentanilo Outro a especificar _______________

☐☐☐Modo de ventilação: Espontânea Controlada: No ventilador Manual

Monitorização intra-operatória

- PAS intra-operatória mais elevada _______________ mmhg
- PAS mais baixa intra-operatória _______________ mmhg
- ☐Hipotensão intra-operatória (PAS <100mmhg) Sim Não ☐
- Frequência cardíaca mínima __________min
- Frequência cardíaca máxima __________min
- Taquicardia intra-operatória (>100PUL/min
- Bradicardia intra-operatória (<60PUL/min☐
- ☐Saturação intra-operatória mínima Saturação intra-operatória máxima ☐

☐Dessaturação intra-operatória (<93%) Sim Não ☐

☐PVC intra-operatório mínimo PVC intra-operatório máximo☐

Hipertensão venosa central (>5cmHO2) ☐

Hipo pressão venosa central (<OcmHO2) ☐

☐Temperatura intra-operatória mínima °C

Temperatura máxima por operação. ☐ °C

☐Hipotermia intra-operatória (<36°C) Hipertermia intra-operatória (>38°C) ☐

Diurese no final da operação: quantidade total ______en ml

                    Caudal ______en ml/kg/h

Reanimação intra-operatória

Ingestão intra-operatória de fluidos e electrólitos

* Cristaloide: Ringer lactato ou solução salina 9/1000__________ml

* Coloide: Gelatina ou geloplasma __________ml

□* Antibiótico: Amorxicilina /Clavulânico __________ g

        □ C eftriaxona __________g

        □ G entamicina __________mg

        □M etronidazol __________mg

        □C efuraxina __________g

        □ A mpicilina __________g

        Outros   a   especificar

____

□Transfusão intra-operatória Sim Não □

    Quantidade   e   qualidade   a   especificar   em

U/I____

    - Base globular   □   Sim   Não □

    □- Plasma fresco congelado Sim   Não□

    - Folheto   □   Sim   Não □

    - Glóbulo vermelho   □   Sim   Não □

Analgesia preventiva antes da incisão

□Cetamina antes da incisão ____________________mg

□□□□□Analgésico (analgésico preventivo): 1 hora a 30 minutos antes do final da operação Paracetamol__________mg Novalgin __________mg Tramadol__________mg Diclofenac __________ mg Acupan ______________mg

Monitorização do despertar e do acordar

- Extubação de mesa ☐ Sim Não ☐
- ☐I ntubado transferência para os cuidados intensivos   Sim Não ☐
- ☐T ransferência direta para os cuidados intensivos   Sim Não ☐
- ☐M onitorização na sala de cuidados pós-operatórios Sim Não ☐
-

Trouvailles____

____

- Duração da anestesia ______________min
- Duração da cirurgia ______________min

V- PRESCRIÇÃO PÓS-OPERATÓRIA

1- Vigilância

☐☐☐☐PA Frequência respiratória Frequência cardíaca Saturação

☐☐☐☐☐ECG Consciência Temperatura Eva (dor) Circunferência abdominal

☐Diurese

Autres   à

préciser____

2- Medicamentos

-   Prevenção das úlceras de stress :

☐☐Ranitidina Cimetidina IBP ☐

-   Antibioticoterapia ou profilaxia:

☐Amorxicilina /Clavulânico ________g

☐Ceftriaxona _________g

☐Gentamicina ________mg

☐Metronidazol ________ml

☐Cefuraxina __________g

☐Ampicilina _________g

Autres   à

préciser____

-   Analgésico

☐☐☐Paracetamol ________mg Novalgin _________nig Tramadol

________mg

☐☐☐Diclofenac ________mg Acupan _________mg Morfina __________

mg

Autres   à préciser____

- Prevenção da doença tromboembólica

☐☐Lovenox Sim Não ________________mg

Autres   à préciser____

- Hidratação /24 horas

Cristalóides (RL ou SS) ________________ml

Colóides (gel de plasma) ________________ml

Glicose sérica a 5% ou 10% com iões ________ml

Soro de glucose a 5% ou 10% sem iões ________ml

Autres   à préciser____

☐- Prescrição de meias de compressão Sim Não ☐

☐☐- Prescrição ck transfusão pós-operatória Sim Não

- Exames para-clínicos prescritos no pós-operatório :

NFS

Ureia

☐Creatinina

Ionograma ☐

TP/TCK ☐

Outros   a   especificar

- Nutrição pós-operatória :

☐☐Autorizado Sim Não ☐

Em   caso   afirmativo,   tempo   de   resposta
________________________________en hour

VI- RESULTADOS OU COMPLICAÇÕES PARA O DOENTE

____

____

NDE AZER Flavien
Etudiant Master II en Sciences de la Santé
Option Anesthésie -Réanimation au CSSS/UCAC
BP. 1110 Yaoundé-Cameroun
Tél. (+237) 22 22 50 56

Yaoundé, le 09/03/2012

À
MONSIEUR LE DIRECTEUR GÉNÉRAL DE L'HÔPITAL
GYNÉCO-OBSTÉTRIQUE ET PÉDIATRIQUE
DE YAOUNDÉ
S/C
CHEF DE SERVICE D'ANESTHÉSIE ET DE RÉANIMATION
DE L'HÔPITAL GYNÉCO-OBSTÉTRIQUE ET
PÉDIATRIQUE DE YAOUNDÉ

<u>Objet</u> : *Demande d'une autorisation d'enquêter au sein de votre établissement hospitalier*

Monsieur,

Je viens très respectueusement auprès de votre haute bienveillance solliciter une autorisation d'enquêter auprès des malades de votre établissement sur le thème : «ANESTHÉSIE POUR PATIENTS HÉMODYNAMIQUEMENT INSTABLES ». Ce travail sera supervisé par le Pr. ZE MINKANDE Jacqueline, Chef de service d'anesthésie-réanimation.

Les informations recueillies nous permettront d'élaborer notre mémoire de fin d'études en vue de l'obtention du **Diplôme de Master en Sciences de la Santé**, option **Anesthésie-Réanimation**.

Dans l'attente d'une suite favorable, veuillez recevoir Monsieur le Directeur Général, l'expression de notre profond respect.

L'Étudiant

Ci-jointe :

- La Clairance Ethique :
Autorisation n°084/CNE/SE/2012 du 02 Mai 2012

NDE AZER Flavien

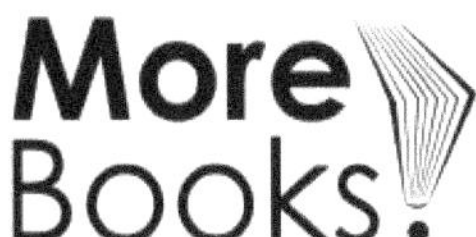

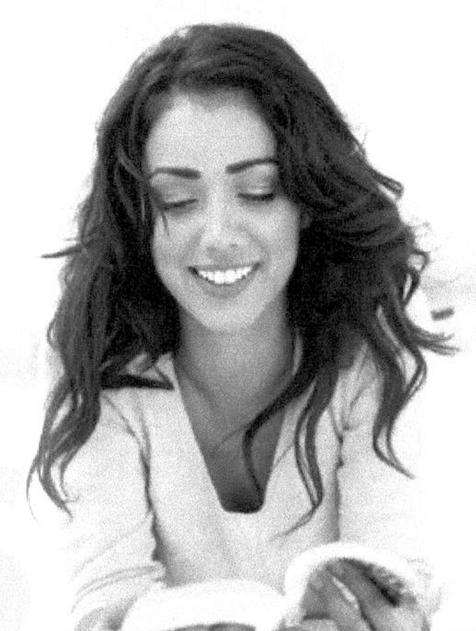

I want morebooks!

Buy your books fast and straightforward online - at one of world's fastest growing online book stores! Environmentally sound due to Print-on-Demand technologies.

Buy your books online at
www.morebooks.shop

Compre os seus livros mais rápido e diretamente na internet, em uma das livrarias on-line com o maior crescimento no mundo! Produção que protege o meio ambiente através das tecnologias de impressão sob demanda.

Compre os seus livros on-line em
www.morebooks.shop

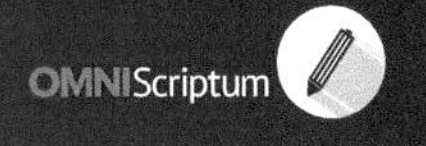

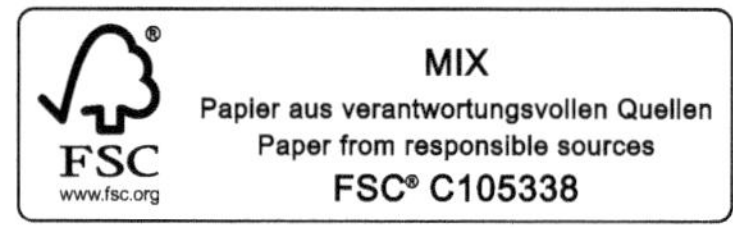

Printed by Books on Demand GmbH, Norderstedt / Germany